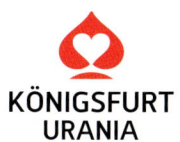

KÖNIGSFURT
URANIA

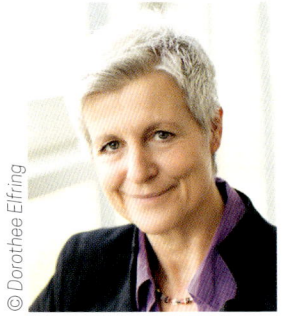

**SILVIA BÜRKLE** widmet sich mit großer Leidenschaft ihrer Arbeit und hat die Gabe, komplexe Zusammenhänge leicht verständlich, unterhaltsam und ergänzt um viele praktische Beispiele zu vermitteln.

Sie ist Diplom-Ingenieurin für Ernährungstechnik mit Schwerpunkt Diätetik. Gemeinsam mit dem Ernährungsmediziner Dr. med. Wolf Funfack entwickelte sie das weltweit bekannte Stoffwechselprogramm Metabolic Balance©. Sie war viele Jahre in der Produktentwicklung und Qualitätssicherung in der Lebensmittelindustrie tätig.

Heute begeistert sie als Dozentin Ernährungsberater in der Ausbildung und wird regelmäßig als Referentin in Heilpraktiker- und allgemeinbildenden Schulen angefragt.

Sie ist Autorin mehrerer erfolgreicher Bücher rund um das Thema gesunde Ernährung. Im Königsfurt-Urania-Verlag erschienen bereits »Die schnelle Smoothie-Diät« und »Heimliche Entzündungen«.

Silvia Bürkle lebt mit ihrer Familie in der Nähe von Ulm.

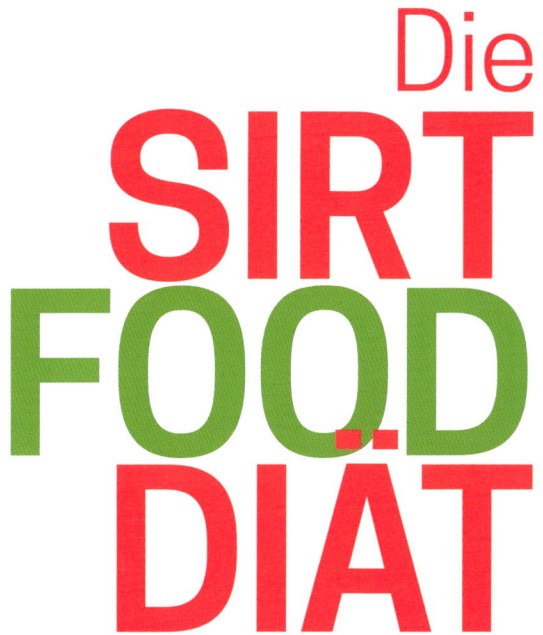

# Die
# SIRT
# FOOD
# DIÄT

## Silvia Bürkle

Schnell abnehmen &
Fett verbrennen –
langfristig gesund
essen

## Bibliografische Information der Deutschen Nationalbibliothek

Die Deutsche Nationalbibliothek verzeichnet diese Publikation in der Deutschen Nationalbibliografie; detaillierte bibliografische Daten sind im Internet über http://dnb.d-nb.de abrufbar.

Originalausgabe
Krummwisch bei Kiel 2017

© 2017 by Königsfurt-Urania Verlag GmbH
D-24796 Krummwisch
www.koenigsfurt-urania.com

Umschlaggestaltung: Grafikdesign Hansen – Jan-Dirk Hansen, München
unter Verwendung von Motiven von fotolia: © rdnzl, © missty, © Andris T, © Leonid Nyshko

Abbildungen: Alle Bilder von fotolia, Seite 5 © missty, Seite 8 © volff, Seite 10 © goir, Seite 11 © karepa, Seite 13 © Andrea Danti, Seite 15 © Dr_Kateryna, Seite 18 © zoryanchik, Seite 24 © manulito, Seite 27 © photocrew, Seite 29 © craevschii, Seite 32 © contrastwerkstatt, Seite 34 © photocrew, Seite 36 © juniart, Seite 39 © drubig-photo, Seite 41 © Syda Productions_TEUER_24, Seite 42 © lenets_tan, Seite 44 © Floydine, Seite 50 © kolesnikovserg, Seite 53 © M.studio, Seite 57 © tunedin, Seite 59 © ksena32, Seite 67 © petrrgoskov, Seite 68 © Maksym Protsenko, Seite 68 © dimakp, Seite 79 © peshkova, Seite 81 © aboikis, Seite 87 © toodtuphoto, Seite 88 © Knut Wiarda, Seite 92 © Artem Shadrin, Seite 95 © Dirima, Seite 97 © mykytivoandr, Seite 99 © Jenifoto, Seite 101 © casanisa, Seite 103 © onlynuta, Seite 104 © ji_images, Seite 107 © Jenifoto, Seite 109 © Leonid Nyshko, Seite 110 © contrastwerkstatt, Seite 113© dasuwan, Seite 114 © anaiz777, Seite 117 © Kitty, Seite 121 © babsi_w, Seite 122 © Maksym Protsenko, Seite 125 © Heike Rau, Seite 126 © tpzijl, Seite 127 © nata_vkusidey, Seite 128 © margo555, Seite 130 © tunedin, Seite 135 © teressa, Seite 141 © marysckin

Programm- und Projektleitung: Susanne Kirstein, München

Lektorat: Susanne Kirstein, München

Korrektur: Nicola von Otto, München

Satz und Layout: Grafikdesign Hansen – Jan-Dirk Hansen, München

Druck und Bindung: Finidr s.r.o.

Printed in EU

ISBN 978-3-86826-152-3

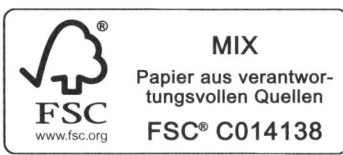

# INHALTS**VERZEICHNIS**

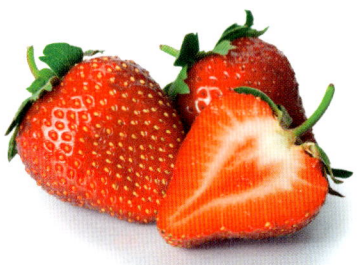

# DIE **ERFOLGS**FORMEL

Wissbegierig hören und lesen wir von Menschen,
die ein stattliches Alter erreichen, und das auch noch bei
bester Gesundheit. Die Gründe, warum gerade
diese Menschen es schaffen, sind so vielfältig wie die
Menschen selbst und die Umgebung, in der sie leben.

Es gibt beispielsweise eine Bevölkerungsgruppe am Schwarzen Meer in Abchasien, die, so behauptet man, ihr langes Leben und jugendliches Aussehen vornehmlich dem reichlichen Verzehr von Milchprodukten wie Joghurt, Kefir und Buttermilch verdanken. Mit dazu beitragen soll aber auch die wohldosierte Einteilung von Ruhephasen und Arbeitszeiten. In Pakistan sind es die Bewohner des Hunzatals, die uns erstaunt die Augen reiben lassen hinsichtlich ihres Alters, das sie teilweise erreichen. Ihre Nahrung beschränkt sich überwiegend auf pflanzliche Produkte, insbesondere Obst, aber auch Getreide, und Ziegenmilch. Sie sind sehr schlank und legen täglich mehrere Kilometer Wegstrecke zu Fuß zurück. Regelmäßige Fastenperioden und nur so viel essen, dass man gerade satt ist, ist anscheinend das Rezept in Okinawa. Laut Statistik leben hier 40-mal mehr Hundertjährige als im übrigen Japan.

Es liegt wohl in der Natur der Sache, dass uns ein hohes Alter und ewige Jugend so faszinieren, und die Wissenschaft ist bereits seit Jahrhunderten auf der Suche nach dem »Stein der Weisen« oder einem Lebenselixier, das uns weit über 100 Jahre alt werden lässt. Dieses Phänomen und

Geheimnis bietet Stoff für Bücher und Kinofilme, in denen die Helden unverwundbar und unsterblich durch die Zeiten reisen und nichts an ihrer Kraft und ihrem imposanten Aussehen verlieren.

## DAS **ERFOLGSREZEPT** DER SIRTFOOD-DIÄT

»Interessant, aber welche Rolle spielt dabei die Sirtfood-Diät?« werden Sie vielleicht denken. Gesundheit und ein beschwerdefreies Leben hängen unmittelbar mit einem gesunden Körpergewicht zusammen. Zumal die Wissenschaft ein weiteres kleines Puzzlesteinchen auf dem Weg zum »Stein der Weisen« entdeckt hat: die sogenannten Sirtuine. Das sind körpereigene Enzyme, die die Aktivität der Zellen anregen können, d.h. sie können die Fettverbrennung ankurbeln und da-

für sorgen, dass Muskeln aufgebaut werden. Gleichzeitig sollen sie die Zellalterung verlangsamen und den gesamten Stoffwechsel positiv beeinflussen. Das macht neugierig! Abnehmen leicht gemacht mit der Sirtfood-Diät – so lautet die Erfolgsformel!

Das Fundament für Gesundheit und jugendliches Aussehen der Naturvölker stellen die Ernährung und Lebensweise dar. Regionale und saisonale naturbelassene Lebensmittel bilden die Grundlage der Ernährung. Gegessen werden Lebensmittel, die selbst angebaut werden oder die Natur zur Verfügung stellt. Fertigprodukte, gespickt mit chemischen Zusatzstoffen wie Geschmacksverstärkern, Konservierungsstoffen, Farbstoffen, Aromen und vielem mehr fehlen gänzlich in der Naturküche. Viel Bewegung an der frischen Luft und die natürliche Balance zwischen Arbeit und Erholung sind zusätzliche Bau-

IN DER **ERSTEN HÄLFTE** UNSERES LEBENS **RUINIEREN WIR UNSERE GESUNDHEIT,** UM **AN DAS GELD** ZU KOMMEN, UND IN DER **ZWEITEN HÄLFTE** GEBEN WIR **DAS MEISTE GELD** DAFÜR AUS, UM UNSERE **GESUNDHEIT WIEDERZUERLANGEN.«**

**(VOLTAIRE,** 1694 – 1778)

steine für einen gesunden Körper. Und genau das sind – neben der gezielten Auswahl sirtuinaktivierende Lebensmittel – die Grundpfeiler, die Sie mit der Sirtfood-Diät zum »leichteren« Ziel bringen.

## ABNEHMEN OHNE SPORT

»Abnehmen und Muskeln aufbauen ohne Sport« – das klingt verlockend, oder? Las-

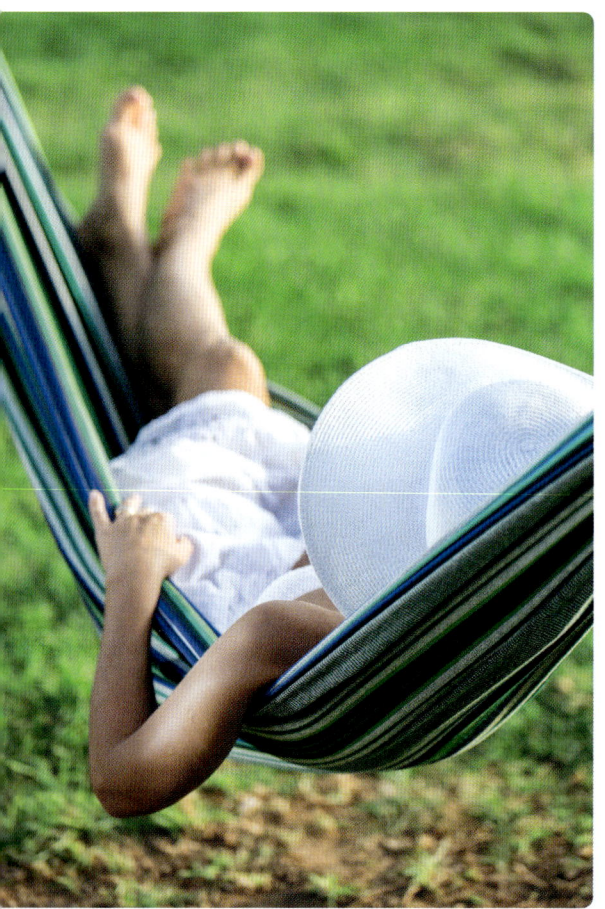

Entspannung ist für den Körper genauso wichtig wie aktiv zu sein.

sen Sie ruhig die Sporthose erst einmal im Schrank. Bei der Sirtfood-Diät ist das durchaus möglich mit der richtigen Auswahl an Lebensmitteln, die die Muskeln aktivieren. Ganz ohne schweißtreibende Übungen!

Mit der Sirtfood-Diät bekommen Sie eine Anleitung in die Hand, mit der sich das Abnehmen zur schönsten Nebensache der Welt entwickelt. Die überflüssigen Pfunde werden sich so nach und nach verabschieden, und dabei müssen Sie nicht hungern oder gar Verzicht üben. Alles ist erlaubt – in Maßen und zur richtigen Zeit.

## DER VORTEIL FÜR SIE

Mit diesem Buch erhalten Sie Einblicke in die Funktionen der Körperzellen, wie sie arbeiten, welche Nährstoffe nötig sind und in welchen Lebensmitteln diese in nennenswerten Mengen zu finden sind. Sie erfahren, wie sich Stress, Umweltgifte oder Schadstoffe auf die Sirtuine auswirken und wie man gezielt dagegensteuern kann. Mit Hilfe einer 14-tägigen Ernährungsumstellung finden Sie leicht den Einstieg in eine natürliche, ausgewogene Ernährungsweise, mit der Sie nicht nur abnehmen und an Vitalität gewinnen, sondern sich auch wohlfühlen. Damit ist schon der Grundstein gelegt, um »am Ball zu bleiben«. Lassen Sie sich darauf ein – Sie werden erstaunt sein, zu welchen Leistungen Ihr Körper fähig ist, wenn Sie ihm nur den richtigen »Treibstoff« geben.

# KAPITEL 1

# WAS SIND **SIRTUINE?**

Sirtuine sind Eiweißverbindungen, die den Stoffwechsel anheizen. Sie sorgen u. a. dafür, dass Fettpölsterchen schneller schmelzen. Werden sirtuinaktivierende Lebensmittel geschickt kombiniert, wird das Wunschgewicht nachhaltig erreicht.

Erstmals wurden Sirtuine in Bierhefe und beim Fadenwurm entdeckt und ließen viel freien Raum für die Visionen der Forscher. Im Laufe der Jahre konnten sie immer mehr Erkenntnisse zu Funktion und Vorkommen der Sirtuine gewinnen. Bei den Sirtuinen handelt es sich um körpereigene Enzyme, die in fast allen Organismen vorkommen, sei es in Viren, Bakterien, Mäusen, Elefanten und insbesondere auch im menschlichen Organismus. Während einfache Organismen wie Bakterien oder Viren nur eines der vielen Sirtuine besitzen, kennt man im menschlichen Organismus mittlerweile 7 Vertreter der Sirtuine, die in der Forschung als »Sirt1« bis »Sirt7« (Sir bzw. Sirt = silent information regulation)

bezeichnet werden. Sie befinden sich in allen Körperzellen – im Zytoplasma, in den Mitochondrien und auch im Zellkern.

## SIRTUINE ALS STOFFWECHSELTURBO

Um die Wirkung der Sirtuine leichter zu verstehen, bedienen wir uns einfach des Vergleichs mit einem »frisierten« Mofa. Klein und oftmals verdammt schnell rattern diese Gefährte durch die Straßen. Dabei sind die Mofas von ihrer originalen Bauweise her lediglich für eine Höchstgeschwindigkeit von 25 km/h ausgelegt. Das ist vielen Jugendlichen und auch Erwachsenen zu wenig. Also werden die kleinen Gefährte »getuned« – mit einem Schraubenschlüssel und dem Austausch einiger Teile wird aus einer »lahmen Kiste« ein blitzschnelles Geschoss.

Genauso verhalten sich die Sirtuine im Körper. Sie sind eine Art Schraubenschlüssel, die an den Strukturen von körpereigenem Eiweiß »schrauben«.

Sirtuine, die selbst auch aus Eiweiß aufgebaut sind, sind in der Lage, die Strukturen von anderen Proteinen durch Abspaltung kleiner Eiweißmoleküle im Zellkern und im Inneren der Zelle zu verändern. Dadurch verändern sich Verhalten und Eigenschaften der Proteine. Diese Abspaltung hat eine Signalwirkung für einige Abläufe und Reaktionen in der Zelle. So werden z. B. neue Proteine erzeugt oder Nährstoffe schneller verstoffwechselt. Das wirkt also wie ein Stoffwechselturbo. Unterstützt werden die Sirtuine von weiteren Helfern, wie den sekundären Pflanzenstoffe oder

Grüner Tee enthält reichlich sekundäre Pflanzenstoffe und unterstützt das Abnehmen.

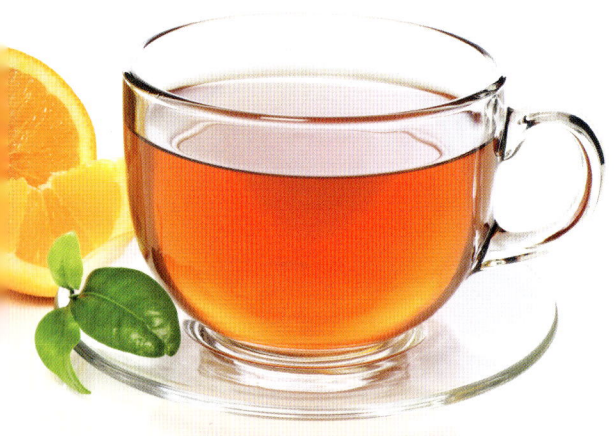

B-Vitaminen. Aber auch Fastenzeiten sowie ein niedriger Insulinspiegel können diesen Effekt unterstützen.

## JÜNGER UND LEICHTER MIT **SIRTUINEN**

Die Forscher sehen in der Fähigkeit der Sirtuine, Enzyme und Proteine zu modifizieren, die Grundlage dafür, Alterskrankheiten besser abwehren zu können. Mit fortschreitendem Alter nimmt in der Regel die Funktionstüchtigkeit der meisten Organe ab, die Zellteilung verlangsamt sich. Sirtuine können bei diesem Prozess gegensteuern, indem sie die Zellen stärken gegen Stressreize und die zelleigenen Reparaturmechanismen anregen. Durch die Sirtuine werden eine ganze Reihe von Reaktionen in Gang gesetzt, die die natürlichen Abwehrkräfte mobilisieren. Interessant ist aber vor allem, dass das Gewichtabnehmen mit Hilfe aktiver Sirtuine leichter und fast wie von selbst vorangeht. Und gleichzeitig wird auch noch der Muskelaufbau angeschoben. Verantwortlich dafür ist einerseits die gesteigerte Energieproduktion in den Mitochondrien, andererseits werden unter Einfluss der Sirtuine mehr Kraftwerke (in jeder Zelle = Mitochondrien) gebildet.

Die Steigerung der Mitochondrienanzahl hat zur Folge, dass mehr Energie produziert werden kann. Der Körper setzt seine Energiereserven frei und baut sie ab. Dem Körperfett, den größten Energiereserven, wird verstärkt zu Leibe gerückt, die Gewichtsabnahme ist die Nebenwirkung.

In welcher Menge die Sirtuine in unserem Organismus produziert werden und wie aktiv sie sind, hängt entscheidend von unserer Lebensweise und Ernährung ab. Wissenschaftler sind sich einig, dass Rauchen, oxidativer Stress, Alkohol und Schwermetalle die Aktivität der Sirtuine einschränken. Eine kalorienreduzierte Ernährung mit hohem Anteil an polyphenolhaltigen Lebensmitteln dagegen trägt dazu bei, dass die Sirtuine verstärkt ihre Tätigkeit aufnehmen.

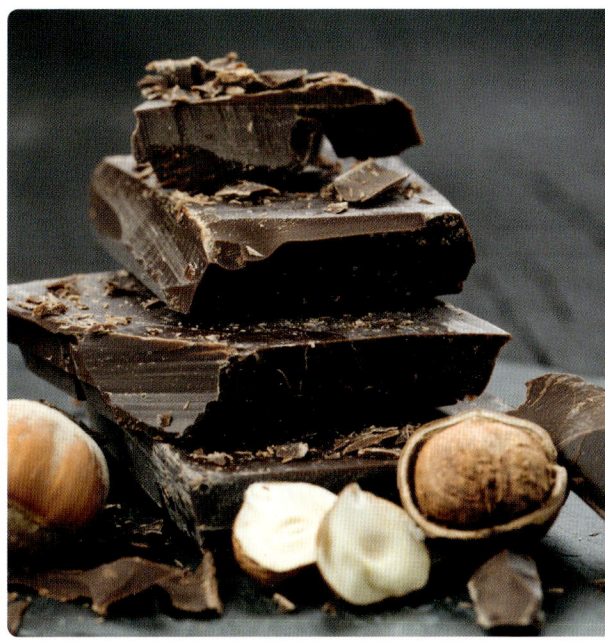

Genießen erwünscht – bei der Sirtfood-Diät hilft sogar dunkle Schokolade beim Abnehmen.

## ABNEHMEN MIT SCHOKOLADE UND ROTWEIN

Eine Ernährung, die dem Körper alle notwendigen Nährstoffe liefert, insbesondere Vitalstoffe wie Omega-3-Fettsäuren, Vitamine, Mineralstoffe und sekundäre Pflanzenstoffe, ist die Basis, damit die Sirtuine überhaupt erst aktiviert werden können. So sind vor allem pflanzliche Lebensmittel wie Äpfel, Zwiebeln, Walnüsse, Sojabohnen oder grüner Tee aufgrund ihrer reichhaltigen sekundären Pflanzenstoffe so wertvoll für die Gesunderhaltung der Zellen. Mit Blick auf die Sirtuine und welche Vitalstoffe sie aktivieren können, sind selbst Genussmittel wie dunkle Schokolade oder Rotwein nicht per se schlecht. Man kann und darf schlemmen, Partys und Feste besuchen – ohne an einem separaten Tisch sitzen zu müssen mit einem Schild um den Hals »Bitte nicht füttern«. Sie haben richtig gelesen – die Sirtfood-Diät ist eine Diät, die nicht den Zeigefinger hebt beim Verzehr von Genussmitteln. Sondern sie basiert auf wissenschaftlichen Erkenntnissen, kombiniert geschickt die besten Schlankmacherlebensmittel und stellt Ihnen einen genussvollen Essplan zur Verfügung, mit dem Sie sich selbst mit Schokolade und einem Gläschen Rotwein bald wieder wohler und leichter fühlen können. Allerdings kann und soll sie natürlich auch kein Freibrief dafür sein, ab sofort nur noch Schokolade zu essen und Rotwein zu trinken, um den Körper mit wertvollen sekundären Pflanzenstoffen zu versorgen. Es gilt auch hier: Die Dosis macht das Gift!

# DER **AUFBAU** UNSERER **ZELLEN**

Der Wirkungsort der Sirtuine sind die Zellen. Daher machen wir uns in diesem Kapitel auf den Weg, die Zellen ein wenig genauer ins Visier zu nehmen. Sie sind der Dreh- und Angelpunkt, wenn es um das Thema Abnehmen geht.

Wissen Sie, wie Strom erzeugt wird? Oder haben Sie eine Idee, wie die Maschinen in einer Großbäckerei aussehen und arbeiten? Nein? Dann wäre eine Betriebsbesichtigung sehr hilfreich und sinnvoll, um den Herstellungsprozess besser zu verstehen und ein Verständnis dafür zu bekommen, warum es hin und wieder zu Problemen im Ablauf kommen kann.

Nun, eine Bäckereibesichtigung können wir mit diesem Buch leider nicht bieten. Aber wir können Sie einladen mitzugehen, wenn wir kurz beschreiben, wie »der Betrieb Körper« funktioniert.

## DER **GRUNDBAUPLAN** DES LEBENS

Jedes Lebewesen ist aus unzähligen mikroskopisch kleinen Zellen aufgebaut. Ob wir atmen, essen, fernsehen oder Fußball spielen, alle Aktivitäten sind möglich, weil sie sich auf bestimmte Vorgänge in den Zellen zurückführen lassen. Obwohl das Leben auf der Erde von einer unendlichen Vielfalt geprägt ist, funktioniert doch alles nach dem gleichen Bauplan und Betriebssystem. Was steckt also hinter diesem Grundbauplan des Lebens?

## Alles hat seine Aufgabe

Die Zellen sind winzige, voneinander getrennte Räume. Pflanzen, Tiere und Menschen sind sogenannte Vielzeller, d. h. sie bestehen aus Milliarden von Zellen mit Zellkern. Sie lassen sich in eine Vielzahl von Zelltypen einteilen. Jeder Zelltyp ist auf eine bestimmte Aufgabe spezialisiert. Die Muskelzellen beispielsweise können viel Energie bereitstellen, oder die Nervenzellen leiten die Sinneseindrücke weiter. Die Zellen der Bauchspeicheldrüse produzieren Insulin und Glukagon, und die Nebennierenrinde ist u. a. für die Bildung des Stresshormons Cortisol zuständig. Die einzelnen Zelltypen übernehmen zwar unterschiedlichste Aufgaben, dennoch weisen sie einen ähnlichen Aufbau auf.

Vergleichbar ist das mit dem gesunden Menschen als Ganzes. Wir sind auch gleich aufgebaut: zwei Arme, zwei Beine, ein Kopf, Mund, Nase usw. Obwohl wir gleich aufgebaut sind und gleich funktionieren, haben wir doch unterschiedliche Charaktere oder gehen z. B. unterschiedlichen Berufen nach. So gehört in der Regel jeder Mensch einer speziellen Berufsgruppe an, wie z. B. Elektriker, Bäcker, Lehrer, Ingenieur usw., und dementsprechend üben diese Fachkräfte dann spezifische Aufgaben aus.

Einblick in eine der kleinsten Fabriken – unsere Zellen. Hier werden Enzyme und Hormone gebildet, und Energie wird bereitgestellt.

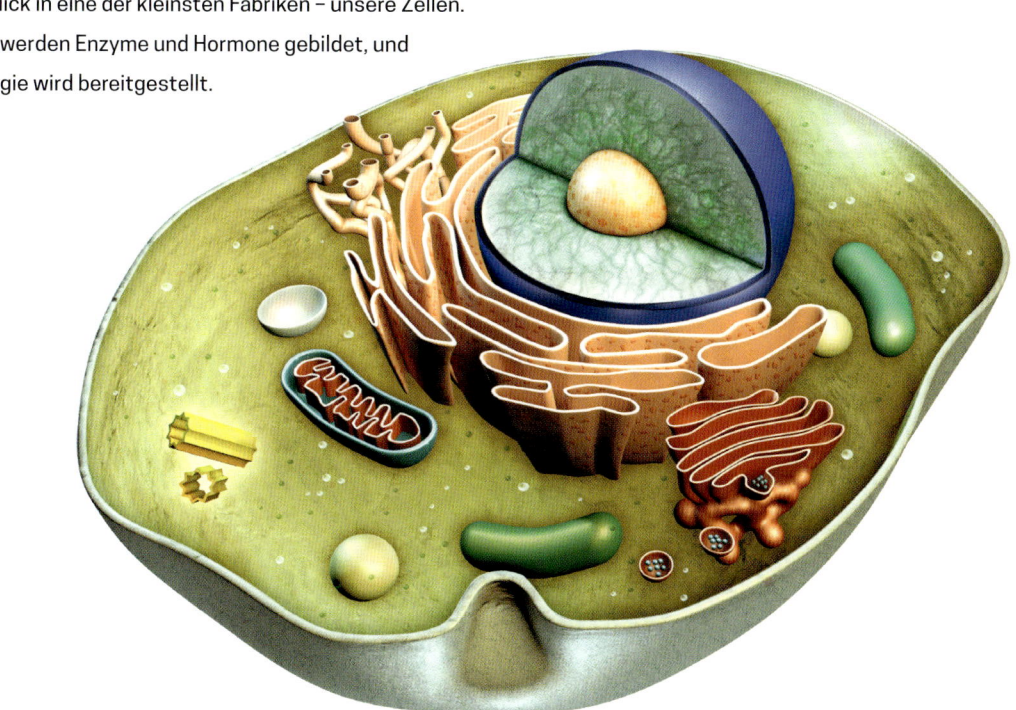

# REGER BETRIEB IM ZELLINNEREN

Unter diesem Aspekt betrachten wir nun unsere Zellen. Sie sind mit einer gelartigen Substanz gefüllt, dem sogenannten **Zytoplasma**. Das ist das Transportmedium für Nährstoffe, Proteine und Enzyme. Im Zytoplasma befinden sich mehrere, auf unterschiedliche Stoffwechselvorgänge spezialisierte Gebilde, die sogenannten Organellen. Sie sind von Membranen umschlossen und geschützt. So können verschiedene Zellreaktionen gleichzeitig und unabhängig voneinander ablaufen.

Jede einzelne Zelle mit ihren **Organellen** kann man mit einer Fabrik vergleichen, denn es passieren viele Dinge gleichzeitig und an verschiedenen Stellen. Stoffe werden hergestellt, verwertet und transportiert. Die Kommandozentrale oder die Geschäftsleitung ist der **Zellkern** – von hier aus werden alle Abläufe in der Zelle gesteuert. Dies geschieht mit Hilfe der **Erbinformationen**, die sich auf den Chromosomen im Zellkern befinden.

Im »normalen Zellbetrieb« werden bestimmte Botenstoffe an die **Ribosomen**, kleine Organellen in der Zelle, gesendet. Sie werden auch als »Eiweißproduzenten der Zelle« bezeichnet, denn sie bilden Proteine. Letztere sind die Grundlage für alle in der Zelle ablaufenden Prozesse. Ribosomen sind mit den Maschinen einer Fabrik vergleichbar.

Weitere Organellen der Zellen sind das **endoplasmatische Retikulum** und der

## GESUNDE ZELLEN

Für die Arbeit und Bildung der Sirtuine ist es wichtig, dass die Zellen gesund und ausreichend versorgt sind, um störungsfrei zu funktionieren. Denn Sirtuine sind sowohl im Zytoplasma als auch in den Mitochondrien im Zellkern zu finden.

**Golgi-Apparat**. Sie entsprechen der Verpackungs- und Versandzentrale in einer Fabrik. Hier werden Stoffe aufgebaut, verpackt und für den weiteren Transport bereitgestellt. Diese Pakete werden schließlich von speziellen Transportern, den **Vehikeln**, transportiert. Die meisten Transportaufgaben der Vehikel werden vom Golgi-Apparat koordiniert.

Damit all diese Prozesse ablaufen können, wird Energie benötigt, die in den **Mitochondrien** produziert wird. Dies sind die Kraftwerke der Zelle, d.h. in den Mitochondrien werden mit Hilfe von Sauerstoff Glukose und Fett verbrannt. Aus dem Verbrennungsprozess entstehen Wasser und Kohlendioxid, gleichzeitig wird Energie freigesetzt, die für alle Stoffwechselvorgänge benötigt wird.

So ist jede Zelle für sich ein geschlossenes System. Die Zellen eines Zelltyps schließen sich jedoch zu Zellverbänden zusammen. So einen Verband aus Zellen nennt man Gewebe. Wenn mehrere Gewebe für eine spezielle Aufgabe zuständig sind, bilden sie zusammen ein Organ. So bilden z.B. die Drüsenzellen der Magenschleimhaut einen Verband, das »Drüsengewebe«, und zusammen mit weiteren Geweben bildet das Drüsengewebe den Magen.

# CHROMOSOMEN – DIE CHIPKARTEN DER ZELLEN

Was würden wir ohne unseren Computer oder unser Handy machen? Diese Geräte erleichtern heute unseren Alltag, denn hier haben wir viele wichtige Informationen gespeichert, wie z. B. E-Mails, Telefonnummern, Termine, Geburtstage und vieles mehr. Alles, was uns wichtig erscheint und wir immer wieder benötigen, wird auf kleinen Chipkarten gespeichert. Unser Körper hat ebenfalls solche Chipkarten, auf denen unsere persönlichen Daten hinterlegt und abgespeichert sind – die Chromosomen. Sie bestimmen z. B., welche Haarfarbe, Augenfarbe oder Körpergröße wir haben, ob wir musikalisch oder eher technisch veranlagt sind.

Die Chromosomen sind ein Teil des Zellkerns, d. h. ein Teil der Geschäftsleitung. Hier ist das »Know-how« der Firma gespeichert, z. B. Rezepturen, Erfindungen oder die Technik. Auf den Chromosomen in unserem Körper ist die gesamte Erbinformation abgespeichert, die auch gleichzeitig alle Zellvorgänge kontrolliert.

## Erbinformation lesbar machen

Die Chromosomen, die das Erbgut DNA tragen, sind von ihrer Struktur her lange Proteinfäden, die ähnlich wie lange Perlenketten aussehen und im Zellkern wie ein schlecht aufgerollter Wollknäuel und nicht in der uns eher bekannten X-Form vorliegen. Diese X-Form nehmen sie erst an, wenn sich die Zelle teilt. Die Knäuelbildung im Zellkern hat den Vorteil, dass die DNA besser geschützt werden kann. Ein weiterer Schutz für die DNA bilden die **Histone**. Sie sind Proteinkomplexe, die sich um die DNA wickeln und diese somit »verpacken«. Histone z. B. bilden gute Angriffsflächen, wo Sirtuine einzelne Moleküle abspalten und so Einfluss auf das Ablesen der Erbinformation haben. Was passiert genau? Durch das Abspalten kleiner Moleküle an den Histonen werden das Erbgut »entpackt«, der Wollknäuel (DNA-Strang) gelockert und die Gene an diesen Stellen lesbar gemacht. Dieses wissenschaftliche Feld nennt man »Epigenetik«. Jeden Tag sterben Millionen Zellen in unserem Körper und werden wieder durch neue ersetzt. Nicht das Alter unserer Zel-

Die Chromosomen tragen die Erbinformation.
Auf ihnen sind alle relevanten Daten gespeichert.
Von hier aus werden die Zellvorgänge kontrolliert.

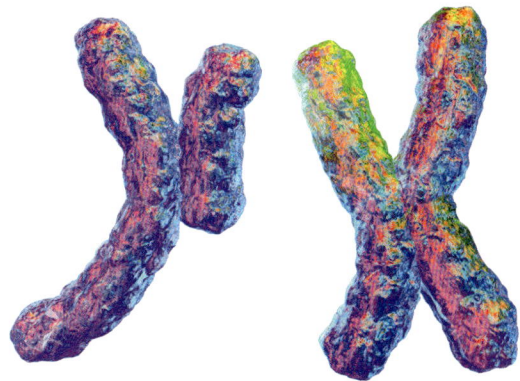

## WAS IST EPIGENETIK?

Kurz gesagt versteht man unter Epigenetik die Eigenschaft eines Organismus, auf das vererbte Genmaterial Einfluss zu nehmen. Der Informationsgehalt der Gene bleibt erhalten, verändert wird nur deren Aktivität. Der Mensch besitzt mehr als 200 Zelltypen, und in fast jeder Zelle findet man die gleiche DNA. Aber nicht in jeder Zelle sind alle Gene aktiv. Obwohl die Erbinformation in allen Zellen also identisch ist, benutzen z. B. die Muskelzellen nur Gene, die für ihre Arbeit wichtig sind. Die Herz-, Nieren- oder Hautzellen benutzen wiederum andere Gene aus der Erbinformation. Gleichzeitig tut nicht jedes Gen das, was für den Körper gut ist, weil die Gene durch verschiedene Faktoren beeinflusst werden.

Wissenschaftler meinen, herausgefunden zu haben, dass verschiedene Einflüsse, wie z. B. Umweltveränderungen, Ernährungs- und Lebensweise, bestimmte Genabschnitte aktivieren oder hemmen, weil durch diese Faktoren das Anheften oder Ablösen kleiner chemischer Gruppen am DNA-Molekül verursacht und ausgelöst werden können.

Einfach ausgedrückt: Die Gene können »ein- und ausgeschaltet« werden. Wie bei unserem Beispiel »frisiertes Mofa«: Mit einem Schraubenschlüssel und etwas technischem Geschick kann man es zu einem schnelleren Gefährt werden lassen – oder aber auch erreichen, dass das Mofa nicht mehr fahrbereit ist!

len begrenzt unsere Lebenszeit, sondern deren Fähigkeit, sich zu teilen. Ausschlaggebend für die Anzahl der Zellteilungen sind die **Telomere**, eine für die Zellteilung benötigte Molekülkette an den Enden der Chromosomen.

## TELOMERE

Jede Zelle enthält Chromosomen, auf denen ein Teil unserer Erbinformation, die DNA, gespeichert ist. Beim Teilen einer Zelle werden diese Informationen weitergegeben. Damit diese auch erhalten bleiben und nicht verloren gehen, sind die Endstücke der Chromosomen gut durch

Telomere verpackt und geschützt. Dabei umwickeln die Telomere die Chromosomen sehr straff. Das sieht aus, als ob über die Chromosomen-Enden eine Kappe gestülpt wurde.

### Sie bestimmen die Lebensdauer

Die Bezeichnung »Telomer« stammt aus dem Griechischen und setzt sich aus den Wörtern telos (= Ende) und meros (= Teil) zusammen. Die Telomere sind das Maß dafür, wie lange eine Zelle überlebt. Dazu muss man wissen, dass bei jeder Zellteilung ein Stück der Telomere verloren geht. Ab einer bestimmten Länge, wenn die Telomere also zu kurz werden, kann sich die

Zelle nicht mehr teilen, sie altert also und stirbt schließlich ab. Es verhält sich mit den Telomeren ähnlich wie beim Kürzen einer Hose. Bei jedem Kürzen der Hose benötigt man noch eine kleine Menge Stoff für den Saum, damit die Hose wieder ordentlich aussieht. Wenn man die Hose 2- bis 3-mal gekürzt hat, erreicht man eine gewisse Länge, die ein Kürzen unmöglich macht. Die Hose wird aussortiert.

Die Telomerlänge wird jedoch nicht allein durch die Häufigkeit der Zellteilung bestimmt. Einen sehr starken Einfluss auf deren Länge haben auch Stress, Übergewicht und das Enzym Telomerase. Stress und Übergewicht sind für eine schnelle-

re Kürzung der Telomere verantwortlich, d.h. je gestresster der Organismus ist oder je stärker das Übergewicht, desto kürzer sind die Telomere. Dies konnten Wissenschaftler in einigen Studien nachweisen. Man ist der Meinung, dass die verstärkte Bildung freier Radikale hier entscheidend mit eingreift.

Außerdem wird das Enzym Telomerase unter schlechten Bedingungen blockiert. Die Telomerase ist ein Enzym, das beim Teilungsprozess der Zelle eine wichtige Rolle spielt. Bevor sich eine Zelle teilt, muss die DNA, das Erbgut, zunächst verdoppelt werden. Dabei kann es eventuell zu kleineren Schäden kommen, die das Enzym

## DIE 7 SIRTUINE IM ÜBERBLICK

| SIRTUIN | WIRKUNGSORT IN DER ZELLE | MÖGLICHE VORTEILE FÜR DEN STOFFWECHSEL |
|---------|--------------------------|----------------------------------------|
| Sirt 1 | Zellkern | Für Stoffwechsel und Atmung. Unterstützt die Bildung der Mitochondrien. Kurbelt die Kohlenhydrat- und Fettverbrennung an und unterstützt das Abnehmen. Verbessert die Gehirnfunktion, Aufmerksamkeit und Konzentration. |
| Sirt 2 | Zytoplasma | Noch nicht ganz geklärt! Befindet sich aber hauptsächlich (nicht ausschließlich) in den Neuronen des Gehirns. Spielt vermutlich eine wichtige Rolle bei der Zellkernteilung und Alterung. |
| Sirt 3 | Mitochondrien | Reguliert die Atmung. Beeinflusst die Zellalterung und kann vermutlich helfen, eine Tumorbildung zu reduzieren. |
| Sirt 4 | Mitochondrien | Reguliert die Atmung und hat Einfluss auf die Wirkung von Insulin und den Fettstoffwechsel. Beschleunigt die Fettverbrennung und trägt zur Aktivierung der Muskeln bei. |
| Sirt 5 | Mitochondrien | Reguliert die Atmung und unterstützt die Stimulierung bestimmter Enzyme. Kann andere Sirt-Proteine reparieren. |
| Sirt 6 | Zellkern | Funktion noch nicht vollständig geklärt. Dient dem Zellschutz und Erhalt der Telomere. |
| Sirt 7 | Zellkern | Spielt eine entscheidende Rolle bei der Zellteilung und Proteinsynthese. Eine Tumorbildung wird vermutlich gehemmt. |

Telomerase jedoch reparieren kann. Gleichzeitig schützt das Enzym die Telomere und verhindert, dass zu große Telomerstücke bei der Teilung verloren gehen. So ermöglicht das Enzym jeder Zelle indirekt eine längere Lebensdauer. Jedoch ist es so, dass die Enzyme mit der Zeit ihre Tätigkeit nicht mehr vollständig ausführen. Die genauen Gründe hierfür sind noch nicht voll entschlüsselt. Man geht aber davon aus, dass eine Unterversorgung an wichtigen Nährstoffen die Produktion der Enzyme hemmt bzw. blockiert. Das hat zur Folge, dass die schützende Wirkung des Enzyms abnimmt, die Telomere in immer kürzerer Zeit immer kleiner werden, und ab einer bestimmten Länge erfolgt dann auch keine Zellteilung mehr, d. h. die Zelle stirbt vorzeitig ab. Die Sirtuine spielen – wie die Forschung heute vermutet bzw. bereits bewiesen hat – bei der Zellteilung und Telomerasebildung eine erhebliche Rolle. Die Übersicht auf Seite 17 verdeutlicht diese Zusammenhänge.

## WIRKUNGSORT **DER SIRTUINE** IN DER ZELLE

Das Sirt 1 ist das am besten erforschte Sirtuin. Nach Untersuchungen von Wissenschaftlern um Martin Mayo an der US-Universität von Virginia kontrolliert Sirt 1 eine große Bandbreite wichtiger Zellfunktionen, z. B. hemmt Sirt 1 entzündungsfördernde Proteinkomplexe und

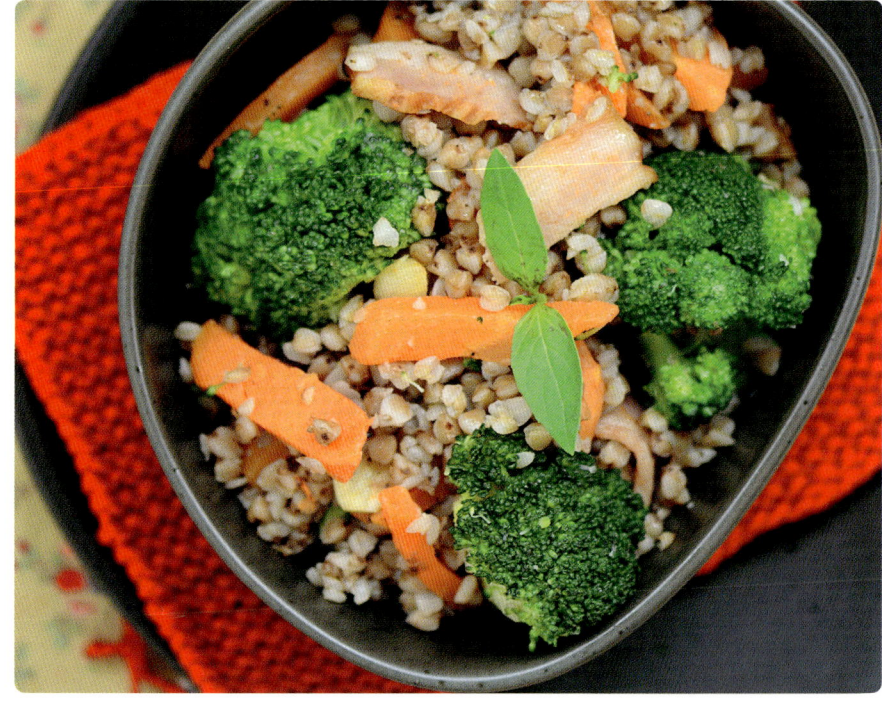

Buchweizen und Gemüse liefern wertvolle Bausteine, die die Sirtuinaktivität anregen.

aktiviert Reparaturmechanismen der Zelle. Auch beeinflusst es den Fett- und Kohlenhydratstoffwechsel. Die Bildung der Mitochondrien wird unterstützt, und außerdem stimuliert Sirt 1 die Insulinsensitivität. Mehr Mitochondrien können mehr Kohlenhydrate und Fette verbrennen. Eine erhöhte Insulinsensitivität der Muskulatur trägt dazu bei, dass die zugeführte Energie für den Muskelaufbau verwendet wird. Der Stoffwechsel wird angekurbelt. Die Sirtuine arbeiten nicht isoliert voneinander, sondern sind in unterschiedlichen Kombinationen gemeinsam an verschiedenen biochemischen Prozessen beteiligt. Sirt 2 beispielsweise beeinflusst die Zellteilung, und Sirt 3 und Sirt 4 sind in den Kraftwerken der Zelle, den Mitochondrien, aktiv und stehen mit dem Energiestoffwechsel in engem Zusammenhang.

# DAS **POTENZIAL** WECKEN

Die Sirtuine sind im Körper am aktivsten, wenn der Stoffwechsel ausgeglichen ist. Ein ausgeglichener Stoffwechsel braucht gesunde Zellen, die ihre volle Funktionsfähigkeit haben. Genau mit diesem Zusammenspiel wirkt die Sirtfood-Diät. Ein Abnehmprogramm, das lediglich die Sirtuine stimuliert, wird auf Dauer leider nicht zum gewünschten und gesunden Abnehmerfolg führen, denn sie brauchen die richtige Umgebung, um ihr volles Potenzial entfalten zu können. Die Sirtuine sind ein kleines, wenn auch unerlässliches Zahn-

rädchen in einer ganz großen Maschine. Sie können die Maschine zum Stottern bringen, wenn sie nicht richtig aktiviert werden. Sirtuine können zwar unterstützen, doch eine marode Maschine, die mehrere defekte Stellen hat, können sie nicht alleine am Laufen halten.

## Genießen und abnehmen

Was vielleicht anspruchsvoll klingt, ist mit diesem Ernährungskonzept ganz einfach umzusetzen: Essen, genießen, abnehmen und Muskeln aufbauen! Mit den Empfehlungen und Rezeptideen der Sirtfood-Diät bekommen Sie automatisch alle wichtigen Nährstoffe im richtigen Verhältnis. Das sind ideale Voraussetzungen für die Potenzialentfaltung der Sirtuine. Aber nicht nur das: Bestimmte Lebensmittel, wie z. B. Schokolade, Rotwein oder Oliven, sind in der Lage, die Sirtuine anzuschubsen und zu aktivieren. Weitere Lebensmittel mit der gleichen Wirkung sind Zwiebeln, Kapern, Grünkohl und viele mehr. Essen Sie einfach mehr von diesen Lebensmitteln und nehmen Sie ab – einfacher geht es kaum. Diese Zutaten werden bevorzugt in die leckeren Rezeptideen der Sirtfood-Diät eingebaut. Und in dieser exakt ausgeklügelten Kombination aus perfekter Umgebung für die Sirtuine und besonders wirksamen Aktivatoren arbeitet Ihr Körper quasi wie von alleine: Überflüssige Pfunde werden purzeln, Muskeln aufgebaut, der Körper wird gestrafft, und Sie werden sich insgesamt wohler fühlen.

# KAPITEL 3

# NAHRUNG FÜR DIE ZELLEN

Unser Körper ist ständig mit Auf-, Um- und Abbauvorgängen beschäftigt, d. h. Zellen sterben ab und werden durch neue ersetzt. Für diese Prozesse benötigt der Körper entsprechend Baumaterial und Energie. Über eine ausgewogene Ernährung können wir unserem Körper dieses Material in Form von Eiweiß und ungesättigten Fettsäuren liefern. Kohlenhydrate und gesättigte Fettsäuren stellen wir zur Energiegewinnung bereit.

Sowohl der Zellaufbau als auch die optimale Funktionsfähigkeit der Zelle sind u. a. von der Bioverfügbarkeit der Nähr- und Vitalstoffe abhängig. Vitalstoffe wie z. B. Vitamine, Mineralstoffe und sekundäre Pflanzenstoffe sind unentbehrliche Helfer im Stoffwechsel, denn sie unterstützen die Bildung von Enzymen und Hormonen oder sind selbst Bestandteil derer. Die Blutgefäße transportieren die klein aufbereiteten Nährstoffe, die über den Darm ins Blut gelangen und dann zusammen mit Sauerstoff zu allen Zellen unseres Körpers. Dort werden sie entsprechend verstoffwechselt. In den Mitochondrien werden Kohlenhydrate und Fette verbrannt, damit der Zelle die nötige Energie zur Verfügung steht. Sie braucht den Kraftstoff, um z. B. die Hormone Insulin, Glukagon, Adrenalin oder Wachstumshormone zu bilden.

# EIWEISS – GRUNDSTRUKTUR DER ZELLEN

Eiweiß bezeichnet man auch als Protein. Protein leitet sich vom griechischen Wort »proteos« ab und bedeutet so viel wie »das Erste«, »das Wichtigste«. Damit wird die große Bedeutung des Eiweißes im menschlichen Körper herausgestellt. Die rund 80 Billionen Zellen im menschlichen Organismus sind aus Eiweiß aufgebaut und produzieren wiederum selbst jeden Tag reichlich Eiweiß, um alle Körperfunktionen aufrechtzuerhalten.

## Aminosäuren – die kleinsten Bausteine

Die kleinsten Bausteine des Eiweißes sind die Aminosäuren. Man kann sie sich wie kleine Legosteine vorstellen, die sich sehr kreativ miteinander verbinden können. Aus ihnen lassen sich unterschiedlichste Stoffe zusammensetzen, die verschiedene Formen, Eigenschaften und Funktionen besitzen. Wenn sich ein Stoff aus mehr als 100 Aminosäuren zusammensetzt, spricht man von einem Eiweiß bzw. einem Protein.

Das Eiweiß aus der Nahrung liefert vor allem Baumaterial zum Aufbau der Zellen und zur Produktion von Enzymen und Hormonen.

In unserem Körper kommen über 50 000 verschiedene Proteine vor, die in den Ribosomen, den Eiweißfabriken der Zelle, gebildet werden. Dabei werden einzelne Aminosäuren aneinandergereiht, und sie bilden lange Ketten. Durch die charakteristische Anordnung der Aminosäuren falten sich die Ketten in unterschiedliche Formen und Strukturen.

## Proteine und ihre Funktion

Wie gesagt: Es gibt sehr viele verschiedene Proteine. Jedes von ihnen hat eine ganz

## WAS SIND ENZYME?

Enzyme sind die kleinen Handwerker in unserem Körper und setzen sich aus Aminosäuren zusammen. Sie können viele biochemische Reaktionen ankurbeln. Enzyme spalten z. B. kleine Stücke von anderen Molekülen ab. Das ist nützlich, da der Körper oft nur kleine Bruchstücke benötigt, damit eine Reaktionskette lückenlos ablaufen kann. Gleichzeitig können Enzyme aber auch mehrere Moleküle zu weiteren Enzymen zusammensetzen.

Enzyme sind an allen Stoffwechselreaktionen im Körper beteiligt, von der Verdauung bis hin zur Vorbereitung der DNA für die Zellteilung. Der Körper kann alle Enzyme, die er benötigt, selbst herstellen. Einige sind auch in pflanzlichen Lebensmitteln enthalten, die wir mit der Nahrung aufnehmen. Um voll funktionsfähig zu sein, benötigen Enzyme zusätzlich u. a. Vitamine, Mineralstoffe und sekundäre Pflanzenstoffe.

bestimmte Funktion im Körper zu erfüllen. **Struktureiweiße** sorgen für die Formen der Zellen, die **Schutzeiweiße** dienen der Verteidigung, wie z. B. Antikörper, die Fremdstoffe angreifen und unschädlich machen. **Hormone** (sie gehören wie die Enzyme ebenfalls zur Gruppe der Eiweiße) dienen als Boten- und Regulationsstoffe, wie z. B. Insulin oder Glukagon. Die **Enzyme** bilden jedoch die größte Gruppe der Eiweiße. Sie ermöglichen wiederum die Herstellung anderer Stoffe sowie die Veränderungen der Proteine selbst.

Viele Enzyme befinden sich in oder an der Zellmembran, wo sie z. B. als Transportprotein das Ein- und Austreten von Stoffen ermöglichen. Oder sie transportieren Stoffe innerhalb einer Zelle.

## Essenziell und nichtessenziell

Die verschiedenen Proteinstrukturen setzen sich aus lediglich 21 verschiedenen Aminosäuren zusammen. Dabei unterscheidet man zwischen essenziellen und nichtessenziellen Aminosäuren. Von den 21 Aminosäuren sind acht essenziell, d. h.

### BIOLOGISCHE WERTIGKEIT

Die biologische Wertigkeit gibt an, wie viel vom Nahrungseiweiß in körpereigenes Eiweiß umgebaut werden kann. Eine hohe biologische Wertigkeit ist ein Hinweis auf einen hohen Anteil an allen acht essenziellen Aminosäuren.

diese Aminosäuren kann der Körper selbst nicht herstellen. Sie müssen deshalb täglich mit der Nahrung aufgenommen werden. Ansonsten versorgt sich der Körper mit dem notwendigen Eiweiß aus den Eiweißdepots, den Muskeln.

Die essenziellen Aminosäuren bestimmen auch, wie viel körpereigenes Eiweiß aus dem verzehrten Nahrungseiweiß aufgebaut werden kann. Man spricht hier von der **biologischen Wertigkeit**. Entscheidend für die Eiweißqualität ist nicht der absolute Eiweißgehalt des Lebensmittels, sondern ob alle acht essenziellen Aminosäuren vorhanden sind. Der Clou dabei ist, dass die essenzielle Aminosäure mit der geringsten Menge den Ton angibt und mit ihrem Anteil den Grad der Umwandlung bestimmt.

Folgendes Beispiel macht es deutlich: Stellen Sie sich das bekannte Scrabble-Spiel vor. Sie sollen das Wort »Auto« so oft wie möglich aus einem Sack voller Buchstaben legen. Als Erstes sortieren Sie Ihre Buchstaben. Dabei erhalten Sie in unserem Beispiel 20 x den Buchstaben A, 15 x den Buchstaben U, 8 x den Buchstaben T und 2 x den Buchstaben O. Wie oft können Sie nun das Wort »Auto« legen? Nur zweimal, da der Buchstabe O auch nur zweimal vorhanden ist, und es nützt gar nichts, dass alle anderen Buchstaben weitaus häufiger vorkommen.

Nachdem wir nun wissen, wie wichtig Eiweiß für den Körper ist, sind Sie sicherlich nicht überrascht, dass der Körper am Tag ca. 350 bis 400 g reines Eiweiß auf-, um-

## BIOLOGISCHE WERTIGKEIT EINZELNER LEBENSMITTEL

| LEBENSMITTEL | EIWEISS IN G / 100 G | BIOL. WERTIGKEIT IN % |
|---|---|---|
| Karotten | 1 | 36 |
| Grüne Erbsen | 7 | 37 |
| Rosenkohl | 4 | 40 |
| Weißbrot | 8 | 44 |
| Haselnüsse | 14 | 50 |
| Haferflocken | 14 | 62 |
| Bohnen, grün | 2 | 63 |
| Reis | 7 | 66 |
| Kartoffeln | 2 | 67 |
| Sojabohnen | 37 | 76 |
| Hering | 18 | 81 |
| Hühnerei | 13 | 81 |
| Karpfen | 18 | 84 |
| Schweinefleisch, mager | 14 | 84 |
| Käse | 28 | 85 |
| Rindfleisch, mager | 19 | 87 |
| Speisequark | 13 | 98 |

*Quelle: Grundfragen der Ernährung/Cornelia Schlieper/Dr. Felix Büchner;*
*Verlag Handwerk u. Technik; 18. Auflage 2005*

und abbaut. Schließlich setzt sich unser Körper aus rund 80 Billionen Zellen zusammen, die ernährt werden wollen.

Doch tatsächlich ist es so, dass wir diese Mengen gar nicht verzehren können. Ein 200-g-Steak enthält beispielsweise rund 40 g reines Eiweiß, 250 g Magerquark liefern rund 30 g Eiweiß. Man müsste also etwa 2 kg Steak oder 3,3 kg Magerquark essen, um auf die tägliche Menge von 350 bis 400 g Eiweiß zu kommen.

Das ist natürlich unter normalen Bedingungen gar nicht zu schaffen. In vielen Studien wurde der tatsächliche Eiweiß-bedarf ermittelt. Doch die die Deutsche Gesellschaft für Ernährung empfielt eine Mindestmenge an Eiweiß für Erwachsene von 0,8 g pro Kilogramm Körpergewicht. Das würde z. B. für einen 100 kg schweren Mann bedeutet, dass er am Tag mindestens 80 g (0,8 x 100 = 80 g) reines Eiweiß zu sich nehmen soll. Das ist keine so große Hürde: Mit 50 g Käse (15 g reines Eiweiß), 200 g Fisch (50 g reines Eiweiß) und 100 g Tofu (15 g Eiweiß) wäre dieser Bedarf bereits gedeckt.

Jetzt bleibt immer noch die Frage offen: »Woher kommt das restliche Eiweiß, das

## MIT EIWEISS FÄLLT DAS DURCHHALTEN LEICHTER!

Eiweiß ist nämlich der Sattmacher unter den Nährstoffen, da es kaum Einfluss auf den Blutzuckerspiegel nimmt und somit Heißhungerattacken vermeiden hilft.

Daher sollte jede Mahlzeit einen Eiweißanteil enthalten, z. B. Fisch, Ei, Hülsenfrüchte oder Nüsse.

der Körper benötigt?« Der Körper ist tatsächlich in der Lage, Aminosäuren zu recyceln, d. h. er kann Aminosäuren abgestorbener Zellen wiederverwenden, aber auch die Aminosäuren aus Enzymen und Hormonen, die ihre Tätigkeit verrichtet haben, können vom Körper wieder zu neuem Eiweiß umgebaut werden. Dafür werden die freien Aminosäuren, die über die Blutbahn in die Zellen gelangen, in den sogenannten **Aminosäurepools** gespeichert. Ein gut bestückter Aminosäurepool, der reichlich essenzielle und nichtessenzielle Aminosäuren enthält, ermöglicht es allen Zellen, die je nach Zellverband wichtigen Enzyme, Hormone und andere körpereigene Proteine zu produzieren.

Verdeutlichen wir uns das noch einmal an-

Kartoffeln mit Quark liefern viele lebenswichtige Aminosäuren.

hand des Scrabble-Spiels: Zu Beginn des Spiels enthält der Buchstabenbeutel eine Vielzahl an Buchstaben – sowohl Vokale als auch Konsonanten. Wenn man hineingreift, erwischt man genügend Buchstaben, mit denen man sinnvolle Worte bilden kann. Zum Ende des Spiels, wenn nur noch wenige Buchstaben zur Verfügung stehen, ist es häufig so, dass man Buchstaben wie z. B. X, Y oder Z zieht, mit denen nur noch schwer Worte gebildet werden können oder an bestehende Begriffe angelegt werden kann.

So wie wir beim Scrabble-Spiel nur bedingt bestimmen können, wie viele Vokale im Spiel sind, so schwierig ist es auch im Körper mit den essenziellen Aminosäuren. Wir können unseren Körper hier lediglich unterstützen, indem wir eiweißhaltige Nahrungsmittel zu uns nehmen, die reich an essenziellen Aminosäuren sind, d. h. eine hohe biologische Wertigkeit besitzen, die dann in den Aminosäurepool wandert.

## LEUCIN & ISOLEUCIN
### – DIE ESSENZIELLEN

Zwei der essenziellen Aminosäuren, Isoleucin und Leucin, stehen ganz besonders im Fokus der Sirtfood-Diät. Die beiden Aminosäuren zählen zu den verzweigtkettigen Aminosäuren. Beide sind eine wichtige Energiequelle für den Körper, und sie unterscheiden sich von den anderen Aminosäuren dadurch, dass sie nicht in der Leber verstoffwechselt werden, sondern direkt in die Muskeln gelangen und dort die Proteinsynthese stimulieren. Interessant ist dabei, dass die stimulierende Wirkung von Leucin bei Weitem die von Isoleucin überragt.

## Das Wunder ist möglich: Muskelaufbau ohne Sport!

Wie genau funktioniert das? Die Proteinsynthese der Muskeln (und damit der Muskelaufbau) wird durch einen Hauptregulator, das Protein mTOR, gesteuert. mTOR (mammalian target of rapamycin) heißt übersetzt »Zielmolekül des Rapamycins bei Säugetieren«. Auch nicht leichter verständlich, stimmt`s? Kurz gesagt: Bei mTOR handelt es sich um ein Protein, das andere Enzyme animieren und aktivieren kann. Bei mTOR handelt es sich auch um eine Art Sirtuin, das von außen aktiviert werden muss, um in Fahrt zu kommen. mTOR selbst wird nämlich durch ausreichend Sauerstoff und dem Vorhandensein von Aminosäuren, speziell von Leucin, reguliert und aktiviert. Ein sinkender Leucinspiegel bewirkt also, dass sich das mTOR »schlafen legt«. Es schaltet sich einfach ab, quasi wie eine Batterie, die keinen Saft mehr hat. So wie wir die Batterie durch Zugabe von Batterieflüssigkeit wieder aktivieren können, gelingt es auch dem Körper, mTOR wieder anzukurbeln, wenn der Leucinspiegel ansteigt und einen ausreichend hohen Level erreicht hat. Leucin reguliert aber nicht nur den Muskelaufbau. Gemeinsam mit Isoleucin regt es die Bauchspeicheldrüse an, Insulin auszuschütten. Einerseits wird dadurch der Blutzuckerspiegel reguliert. Andererseits werden unter Insulineinfluss die beiden Aminosäuren schnell ins Muskelgewebe befördert, wo sie den Muskelaufbau stimulieren.

Das ist also ein Teil des Geheimnisses der Sirtfood-Diät! Gewicht abnehmen – Muskeln aufbauen – und das Ganze ohne Sport! Sie erfüllt die Wünsche vieler, vieler Abnehmwilliger. Und der Effekt hält an – probieren Sie es aus!

## MUSKELAUFBAU-SHAKE

Für alle, die auf Shakes schwören zum Muskelaufbau, hier eine gesunde Alternative zu herkömmlichen Produkten. Ohne Zusatzstoffe, dafür mit reichlich Leucin und Isoleucin sowie Polyphenolen, die die Abnehmhelfer Sirtuine kräftig aktivieren.

### Zutaten

100 g Magerquark
300 ml Milch
120 g Beeren (Erd-, Him- oder Heidelbeeren)
1 EL Honig

### Zubereitung

Alle Zutaten im Mixer pürieren und genießen.

## LEUCIN UND ISOLEUCIN

Hier steckt viel davon drin:
Weizenkeime, Thunfisch, Erdnüsse, Lachs, Rind- und Kalbfleisch, Kichererbsen, Magerquark, Hüttenkäse und unpolierter Reis.

## Vitamin B6 – hilft beim Muskelaufbau

Wie so oft in unserem Organismus benötigen Nährstoffe eine gewisse Hilfestellung, um »in die Gänge« zu kommen. Leucin aus eiweißhaltigen Lebensmitteln wie z.B. Fisch, Fleisch, Kichererbsen oder Weizenkeimen kann nur optimal aufgenommen werden, wenn gleichzeitig ausreichend Vitamin B6 vorhanden ist. Sonst kann die Aminosäure nicht verstoffwechselt werden und selbst bei reichlichem Vorkommen, kann ein Leucinmangel auftreten.

Vitamin B6 findet sich zwar auch in Fleisch und Fisch, aber in erster Linie in Gemüse wie Brokkoli, Rosenkohl, Spinat oder Feldsalat. Auch Kartoffeln und Hülsenfrüchte können sich sehen lassen, ebenso Avocado, Bananen und nicht zuletzt Walnüsse und Erdnüsse.

## KOHLENHYDRATE – TREIBSTOFF FÜR DIE ZELLEN

Kohlenhydrate dienen dem Körper in erster Linie als Energiequelle und -reserve. So wie für das Auto Benzin ein Treibstoff ist, sind die Kohlenhydrate der Treibstoff der Zellen. 1 Gramm Kohlenhydrate liefert 4 Kilokalorien.

Fast alle Körperzellen nutzen Kohlenhydrate als Energiequelle. Einige Zellen wie beispielsweise Gehirn-, Nerven- und Nierenzellen sowie rote Blutkörperchen gewinnen ihre Energie sogar am leichtesten aus dem Kohlenhydrat Glukose. Außerdem werden Kohlenhydrate als Bestandteil der Zellmembranen im Bindegewebe und zur Biosynthese unterschiedlicher Verbindungen, wie z.B. essenzielle Aminosäuren, verwendet.

## Die guten und die schlechten Kohlenhydrate

Kohlenhydrate sind nicht gleich Kohlenhydrate. Wie wir wissen, gibt es die »guten« (langkettigen) und die »schlechten« (kurzkettigen) Kohlenhydrate. Die langkettigen Kohlenhydrate werden langsam im Körper abgebaut und in Zucker umgewandelt. Ihre Verdauung geht aufgrund ihres komplexeren Aufbaus langsamer vonstatten, und sie gelangen nicht so schnell ins Blut – dafür hält das Sättigungsgefühl länger an. Zur Gruppe der langkettigen Kohlenhydrate zählen auch Ballaststoffe, die – neben der langen Sättigungswirkung – auch eine verdauungsanregende Wirkung haben.

Zu den **langkettigen Kohlenhydraten** gehören: Vollkornprodukte, Kartoffeln, Gemüse, Salat und Hülsenfrüchte.

Zu den **kurzkettigen Kohlenhydraten**

zählen: Zucker, Süßigkeiten, polierter Reis und alle Lebensmittel aus weißem Mehl, wie z. B. Weißbrot oder Nudeln. Diese Lebensmittel setzen sich vorwiegend aus kurzkettigen Kohlenhydraten zusammen und können wesentlich schneller von den Verdauungsenzymen aufgeknackt werden. Das wiederum hat zur Folge, dass die einzelnen kleinen Bausteine schnell ins Blut gelangen.

Wenn die über die Nahrung aufgenommenen Kohlenhydrate in ihre kleinsten Bestandteile zerlegt sind, können sie über die Darmzellen in die Blutbahn aufgenommen und von dort zur Energiegewinnung weiter zu den Zellen im gesamten Körper transportiert werden.

Sobald die Glukose in der Blutbahn ankommt, steigt der Blutzuckerspiegel. Dies ist das Signal für die Bauchspeicheldrüse, verstärkt Insulin zu produzieren. Insulin ist für die Glukose der Schlüssel, in die Zelle zu gelangen, um dort den Mitochondrien als Brennmaterial zur Verfügung zu stehen.

## Zu viel geht auf die Hüften

Der Bedarf an Kohlenhydraten im Körper unterliegt Schwankungen, je nachdem, wie aktiv wir sind. Tatsächlich ist es häufig so, dass mehr Kohlenhydrate aufgenommen werden, als die Zellen zur Energiegewinnung benötigen. Der Körper kann den Überschuss an Glukose in Form von

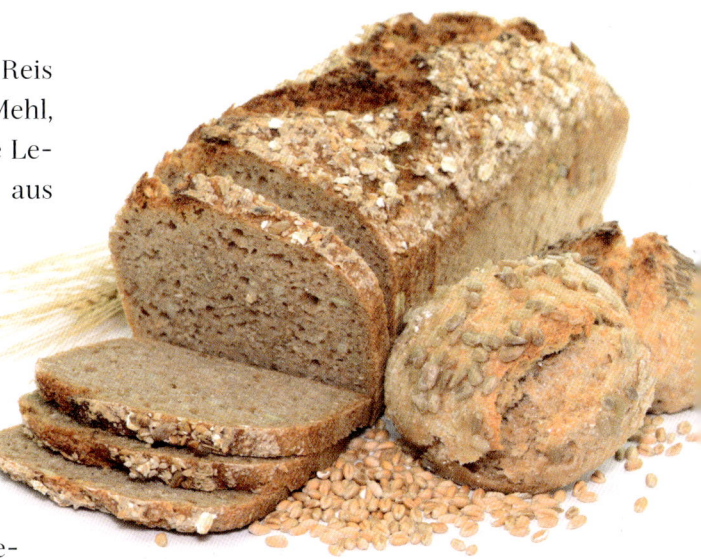

Mit Vollkornprodukten steigt der Insulinspiegel nur langsam an. Sie verhindern Heißhungerattacken.

Glykogen in der Leber und den Muskelzellen speichern. Die Glukosemoleküle werden zu ungefähr einem Drittel in der Leber und zu zwei Dritteln in der Muskulatur gespeichert. Die Glykogenspeicher ermöglichen dem Körper, den Blutzuckerspiegel konstant zu halten, d. h. bei hohem Blutzuckerspiegel werden die Glykogenreserven aufgebaut und bei einem zu niedrigen Blutzuckerspiegel kann schnell Glukose aus den Speichern freigesetzt und an das Blut abgegeben werden.

Eine weitere Speichermöglichkeit für zu viel aufgenommene Kohlenhydrate ist das Fettgewebe. Sobald die Glykogenspeicher vollständig aufgefüllt sind und die Zellen keine Glukose mehr aufnehmen können, werden überschüssige Kohlenhydrate in Fett umgewandelt und im Fettgewebe gespeichert.

## Zu wenig Kohlenhydrate werden kompensiert

Um einen Kohlenhydratmangel zu definieren, müssen wir zunächst klären, wie hoch der tatsächliche Bedarf an Kohlenhydraten ist. Die Deutsche Gesellschaft für Ernährung (DGE) spricht davon, dass 50 bis 55 % der täglichen Energie mit Kohlenhydraten gedeckt werden sollte. Anders ausgedrückt: Bei einem Tagesbedarf von 2000 kcal sollte man also mindestens 1000 kcal in Form von Kohlenhydraten aufnehmen. 1 g Kohlenhydrate liefert 4 kcal. So liegt der Kohlenhydratbedarf laut DGE bei rund 250 g Kohlenhydraten pro Tag.

Der tatsächliche Glukosebedarf wird allerdings durch das Gehirn bestimmt. Es benötigt rund um die Uhr Glukose und verbraucht pro Stunde ca. 5 g Glukose. Daher wird der Bedarf an Glukose mit ca. 120 g pro Tag festgesetzt. Wenn nun über einen längeren Zeitraum keine Glukose aufgenommen wird und die Glykogenspeicher ebenfalls leer sind, dann zieht der Körper »ein As aus dem Ärmel«: Er macht von der Fähigkeit Gebrauch, Glukose aus Eiweiß und Fett selbst herzustellen. Diese Fähigkeit ist überlebensnotwendig, denn unser Gehirn oder die roten Blutkörperchen sind auf Glukose als Energielieferanten angewiesen. Dies ist jedoch mit einem nicht unerheblichen Kraftaufwand für den Körper verbunden und kann auf Dauer auch zu einer Beeinträchtigung des Stoffwechsels führen.

## FETT – BESSER ALS SEIN RUF!

Fett hat einen schlechten Ruf – zu Unrecht! Denn Fette und Öle gehören zu den Grundnährstoffen des Menschen. Sie sind am Aufbau der Zellen und der Bildung von Hormonen beteiligt. Sie sind Träger vieler fettlöslicher Vitamine, Bestandteil des Gewebes und des Nervensystems und vieles mehr. Ohne die in Fetten enthaltenen essenziellen Fettsäuren wäre der Organismus nicht lebensfähig.

Um Gewicht zu reduzieren, neigen wir gern dazu, dem Nährstoff Fett den Kampf anzusagen. Wir meiden fetthaltige Lebensmittel, wo es nur geht, greifen zu Lightprodukten mit 0,0 % Fett und zu fettreduzierten Streichfetten. Doch auf diese Weise reduzieren wir nicht nur unseren Fettkonsum, sondern wir verweigern unserem Körper auch die essenziellen Fettsäuren.

## Gesunde Fette – für die Gesundheit

So unangenehm für den Menschen ein Übermaß an Fett im Körper ist, so lebenswichtig und von großer Bedeutung sind die Fette für Pflanzen, Tiere und Menschen. Zum Aufbau von körpereigenem Fett müssen wir dieses mit der Nahrung aufnehmen. Ständig finden im Körper Fettauf- und -abbaureaktionen statt. Enzyme lösen diese Prozesse aus und steuern sie. Fette sind nicht nur Energielieferanten und Geschmacksträger, sie sind auch unverzichtbar für eine gesunde Zellmembran. Erst durch intakte Zellmembranen können unsere Zellen untereinander kommunizieren. Durch die Einlagerung von ungesättigten Fettsäuren erhalten sie eine gewisse Beweglichkeit bzw. Flexibilität. Dadurch wird es auch ermöglicht, dass Nährstoffe in die Zelle aufgenommen werden können, und Stoffe, die beim Auf-, Um- und Abbau in der Zelle entstehen, auch wieder aus der Zelle geschleust werden können. Mehrfach ungesättigte Fettsäuren verbessern darüber hinaus die Fließeigenschaft des Blutes, haben positive Auswirkungen auf das Immunsystem und sind bedeutend für Wachstum und Regeneration der Zellen. Sie sind wichtiger Bestandteil für die Bildung von Hormonen, beteiligt an der Bildung von Vitamin D und wirken entzündungshemmend. Außerdem schützen sie vor Arteriosklerose oder Herzerkrankungen.

## Fett ist nicht gleich Fett

Nahrungsfette, egal in welcher Form wir sie aufnehmen, ob in fester oder flüssiger Form, werden während des Verdauungsvorgangs in ihre kleinste Einheit, die Fettsäuren, zerlegt. Die Fettsäuren können wie Kohlenhydrate in den meisten Zellen zu Energie verbrannt werden. Außerdem können wir Fettsäuren in großer Menge im Fettgewebe einlagern und somit enorme Energiereserven anlegen.

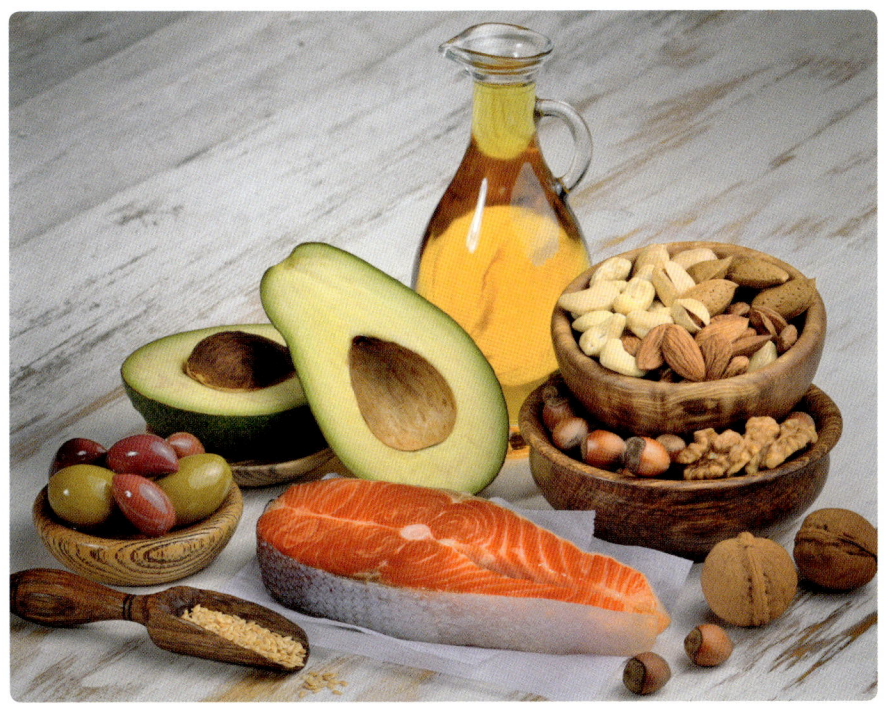

Gesunde Fette, wie z. B. Omega-3-Fette, wirken entzündungshemmend und können vor Arteriosklerose schützen.

## FETTSÄUREN IN DEN LEBENSMITTELN

| | |
|---|---|
| **Gesättigte Fettsäuren** | Butter, Käse, Fleisch, Wurst, Vollmilch, Joghurt, Schmalz, Kokosfett, Backwaren etc. |
| **Einfach ungesättigte Fettsäuren** | Oliven, Raps, Nüsse, Avocados und deren Öle, Arganöl |
| **Mehrfach ungesättigte Fettsäuren** | **Omega-3-Fettsäuren** Walnüsse und -öl, Raps-, Lein- und Hanföl, Wildkräuter, Seefisch, Wildfleisch |
| | **Omega-6-Fettsäuren** Sonnenblumen- und Kürbiskerne, Weizenkeime, Sojabohnen und deren Öle, Distel- und Traubenkernöl |

Diese Energiereserven versetzen unseren Körper in die Lage, über viele Wochen ohne Nahrungszufuhr auszukommen. In der Vergangenheit besaßen die Menschen über Jahrmillionen keinen Kühlschrank und mussten manchmal längere Zeit ohne Nahrung auskommen. Die Evolution hat es so clever eingerichtet, dass unsere Zellen enorme Mengen an Energie speichern können, um lange Hungerstrecken zu überwinden. Dabei sind eine ganze Reihe von Regulatoren im Fettstoffwechsel der Leber beteiligt. Ohne diesen Mechanismus der Fettzellen hätten unsere Vorfahren nur wenig Überlebenschancen gehabt. Interessant ist, dass der Körper in erster Linie die gesättigten und die einfach ungesättigten Fettsäuren, die wir z.B. über Wurst, Käse, Fleisch und Milchprodukte aufnehmen, für die Energiegewinnung und als Speicherfette verwendet. Die mehrfach ungesättigten Fettsäuren Omega-3- und Omega-6-Fettsäuren werden bevorzugt für den Aufbau der Zellmembranen und die Bildung der Hormone verwendet. Keine Zelle, kein Organ, keine Drüse oder irgendeine Gewebeform in unserem Körper kann ohne diese essenziellen Fettsäuren leben. Und da wir sie nicht selbst herstellen können, müssen wir sie täglich mit der Nahrung aufnehmen – im Gegensatz zu den einfach ungesättigten Fettsäuren.

Bei der Sirtfood-Diät ist auch der Verzehr von Lebensmitteln mit natürlichem Fettgehalt ein ganz wichtiger Baustein. Dies ist nur dann möglich, wenn weitgehend auf Fertigprodukte verzichtet wird. Denn in der Lebensmittelindustrie sind essenzielle Fettsäuren nicht besonders beliebt, d.h. sie werden nicht gern eingesetzt, da sie empfindlich sind, leicht oxidieren und verderben. Somit können Hersteller keine lange Haltbarkeit für die Fertigprodukte garantieren.

**TIPP** Verwenden Sie häufiger Kokosöl. Es unterstützt das Abnehmen, denn es hat einen sehr hohen Anteil an mittel- und kurzkettigen Fettsäuren. Diese Fettsäuren tragen nicht zur Bildung von Fettgewebe bei, da sie direkt in Energie umgewandelt werden.

# MIKRONÄHRSTOFFE UND COENZYME

Kohlenhydrate, Fette und Eiweiß zählen zu den Makronährstoffen, die in größerer Menge über verschiedene Nahrungsmittel aufgenommen werden. Sie sind wichtig für die Energiegewinnung und als Baustoff für den Körper. Um aber die reibungslose Funktionsfähigkeit unserer Zellen und damit auch die Erfüllung der unterschiedlichsten Körperfunktionen gewährleisten zu können, braucht unser Körper u. a. Mikronährstoffe.

Mikronährstoffe liefern nicht unmittelbar Energie und werden nur in Kleinstmengen im Körper benötigt . Sie sind klein, aber oho! Denn sie beeinflussen den gesamten Stoffwechsel, das Wachstum der Zellen, die Steuerung verschiedener Hormone und Enzyme oder auch die Funktion der Nerven. Rund 45 Mikronährstoffe sind bekannt, die man in Vitamine, Mineralstoffe, Spurenelemente und die sekundären Pflanzenstoffe einteilt. Ohne diese Mikronährstoffe können im Körper keine biochemischen Reaktionen ablaufen, die so wichtig sind für Gesundheit und Wohlbefinden und deren Wirken wir, meist ohne einen weiteren Gedanken daran zu verschwenden, als ganz selbstverständlich ansehen.

Ein kleines Beispiel: Der Sauerstoff, den wir unaufhörlich einatmen und der lebenswichtig ist für unsere Zellen, kann die Zelle nicht selbstständig erreichen. Sauerstoff benötigt hierfür die Hilfe von Eisen.

Das im roten Blutfarbstoff eingebundene Eisen befördert nämlich den Sauerstoff von den Lungenbläschen bis zu den Zellen, wo er für die Energiegewinnung benötigt wird. Dort angelangt, kann er jedoch nicht allein den Verbrennungsprozess in Gang bringen; dazu benötigt er wiederum kleine Helfer, und zwar die Mikronährstoffe **Niazin**, **L-Carnitin** und **Coenzym Q10**. Wenn der Körper also mit Mikronährstoffen schlecht versorgt ist, können die Zellen dennoch unter Sauerstoff- und schließlich Energiemangel leiden, obwohl eigentlich genügend Sauerstoff aufgenommen wird.

## Was kann der Körper selbst bilden, was nicht?

Mikronährstoffe können, mit nur wenigen Ausnahmen, nicht im Körper gebildet werden. Sie müssen daher über die Nahrung zugeführt werden. Zu den Mikronährstoffen, die der Körper selbst synthetisieren kann, zählen Vitamin D, Coen-

### COENZYME

Das sind Enzyme, an die ein weiterer Faktor gebunden ist. Mit Hilfe dieses »Cofaktors« werden die Enzyme aktiviert und können ihre Aufgaben im Körper überhaupt erst wahrnehmen. Eine ganze Reihe von Vitaminen, Mineralstoffen und Spurenelementen können als Cofaktor fungieren. Dazu gehören vor allem B-Vitamine sowie Vitamin C, aber auch Eisen, Kupfer, Magnesium, Selen und Zink.

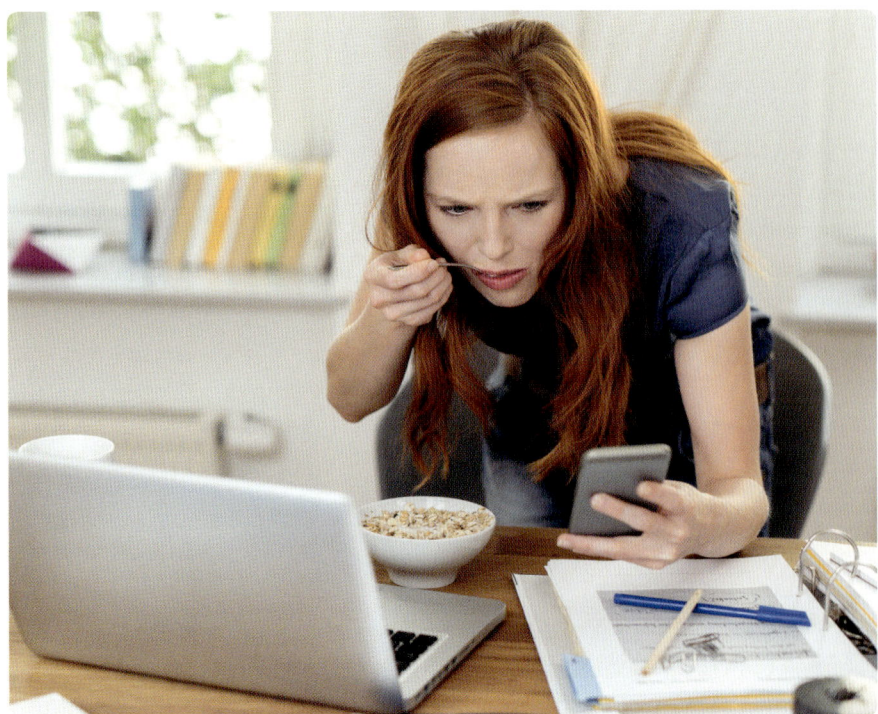

In unserem hektischen Alltag wird Essen oft zur Nebensache. Fertiggerichte sind zwar schnell zubereitet und sättigen, versorgen den Körper aber nicht immer mit den notwendigen Nährstoffen.

zyme wie Carnitin und Q10. Wir können sie jedoch nur selbst herstellen, wenn die dafür notwendigen Bausteine über die Ernährung aufgenommen werden.

## Wir brauchen mehr als früher

Wenn uns Makronährstoffe fehlen, dann macht sich das relativ schnell bemerkbar, z.B. haben wir Hunger oder fühlen uns kraftlos. Das Fehlen von Mikronährstoffen wird am Anfang gar nicht bemerkt. Erst wenn der Mangel groß ist, treten erste Begleiterscheinungen wie z.B. Nervosität, Gereiztheit, schlechte Wundheilung, Wadenkrämpfe oder Kopfschmerzen auf.
Wie kann es zu einem Mangel kommen? Nie war das Lebensmittelangebot so

reichhaltig und vielfältig wie in unserer heutigen Zeit. Trotzdem sind viele Menschen nicht ausreichend mit allen wichtigen Nährstoffen versorgt. Obwohl doch augenscheinlich das Obst- und Gemüseangebot keine Jahreszeiten mehr kennt – Früchte und Gemüse sind meist ganzjährig erhältlich. Und damit ist auch schon ein Schuldiger gefunden, denn Obst und Gemüse werden unreif geerntet und sind häufig langen Transportwegen und Lagerzeiten ausgesetzt. Da bleiben einige Nährstoffe unweigerlich auf der Strecke. Aber das ist es nicht allein! Die Verarbeitung der Lebensmittel zur Haltbarmachung führt auch zu Nährstoffverlusten. Auf der anderen Seite haben wir heute aber auch einen durchweg erhöhten

Bedarf aufgrund unserer veränderten Lebenssituationen. Übergewicht, Stress, Alkohol, Nikotin, Umweltbelastungen, Erkrankungen oder auch Schwangerschaft, Stillzeit und ein hohes Alter fordern und überfordern den Körper und tragen dazu bei, dass unser Bedarf an diesen Mikronährstoffen steigt.

# COENZYM Q10 – DER ZÜNDFUNKE

Coenzym Q10, auch bekannt als Ubichinon, spielt eine zentrale Rolle bei der Energiegewinnung im Körper. Coenzym Q10 wird in jeder Körperzelle gebraucht, vorrangig in den Mitochondrien, den »Kraftwerken der Zelle«. Dabei unterstützt es die Fett- und Kohlenhydratverbrennung, indem es den Verbrennungsprozess zum Laufen bringt. Coenzym Q10 ist sozusagen das Streichholz, das das »Kohlenhydrat-Fett-Feuer« entfacht. Der Bedarf an Q10 erhöht sich während der Sirtfood-Diät, da die Sirtuine zu einer stärkeren Bildung von Mitochondrien führen.

## BESTENS VERSORGT

Die Sirtfood-Diät liefert eine gesunde und abwechslungsreiche Mischung an natürlichen tierischen und pflanzlichen Produkten und versorgt Sie so mit allen Nährstoffen, die der Körper zur Herstellung von Coenzym Q10 und L-Carnitin benötigt.

## Hand in Hand mit Vitamin E

Neben der Kohlenhydrat- und Fettverbrennung übernimmt Coenzym Q10 auch eine Schutzfunktion. Beim Verbrennungsprozess entstehen eine Reihe freier Radikale, die ungehindert die Mitochondrienzellwand zerstören könnten, wenn da nicht die Coenzym-Q10-Truppe wäre. Coenzym Q10 kann diese freien Radikale als starkes Antioxidans abfangen und unschädlich machen. Interessant ist auch, dass Q10 das Vitamin E, das ebenfalls als freier Radikalfänger fungiert, wieder recyceln kann. Vitamin E verbraucht sich nämlich, wenn es freie Radikale aufgenommen hat – es ist dann verbraucht und müsste entsorgt werden. Ist jedoch ausreichend Coenzym Q10 vorhanden, nimmt Q10 dem Vitamin E das freie Radikal ab, sodass Vitamin E wieder »auf die Jagd« gehen kann.

## Versorgung mit Q10

Man kann Coenzym Q10 über die Nahrung aufnehmen. Die wichtigsten Nahrungsquellen sind Fleisch, z. B. Rind und Huhn, aber auch Fisch, Nüsse oder Öle mit ungesättigten Fettsäuren, wie z. B. Olivenöl oder Sojaöl. Gemüse und Milchprodukte enthalten dagegen nur geringe Mengen an Coenzym Q10. Um den Tagesbedarf von 30 mg Coenzym Q10 über Nahrungsmittel zu decken, müsste man z. B. 600 g Ölsardinen essen oder 1 Liter Olivenöl trinken. Das sind natürlich keine

## Q10-LIEFERANTEN

Hühner- und Rindfleisch, Fisch, Nüsse und Öle mit ungesättigten Fettsäuren, wie z.B. Olivenöl oder Sojaöl. Gemüse und Milchprodukte liefern nur wenig Coenzym Q10.

alltagsverträglichen Mengen. Daher hat es die Natur so perfekt eingerichtet, dass der Körper Coenzym Q10 auch selbst herstellen kann.

Er benötigt dazu die B-Vitamine, also Folsäure, Niacin, die Vitamine B5, B6 und B12, außerdem die drei Aminosäuren Phenylalanin, Tyrosin und Methionin. In der Vergangenheit wurde immer wieder darauf hingewiesen, dass die Fähigkeit der Selbstproduktion mit zunehmendem Alter immer stärker abnimmt, da sich der Stoffwechsel im Alter verlangsamt und die Ei-

Lachs ist reich an Coenzym Q10, das den Fettabbau ankurbelt.

genproduktion für den Körper viel Arbeit bedeutet.

Tatsache ist leider, dass der Körper zeitweise einen erhöhten Bedarf hat, beispielsweise bei Stress, körperlicher Anstrengung, erhöhtem Alkoholkonsum oder Infektionen. Aber auch durch die regelmäßige Einnahme von Medikamenten, z.B. Statine (cholesterinsenkendes Medikament), Antidepressiva, Betablocker oder Krebsmedikamente, wird die Eigenproduktion von Q10 blockiert.

# L-CARNITIN – DER FETTTRANSPORTER

L-Carnitin ist für einen gesunden und aktiven Stoffwechsel außerordentlich wichtig. Es ist das Taxi, das die langkettigen gesättigten Fettsäuren abholt und zu den Mitochondrien chauffiert. Die langkettigen gesättigten Fettsäuren können die Zellmembranen der Mitochondrien nicht alleine überwinden; daher sind sie auf L-Carnitin, ihr Taxi, angewiesen. In den Mitochondrien können die Fettsäuren dann in Energie umgewandelt werden.

Das Coenzym L-Carnitin kann in der Leber, im Gehirn und in den Nieren vom Körper selbst hergestellt werden, doch die vom Körper synthetisierte Menge kann nur 10 bis 20 % des Tagesbedarfs decken. Daher ist die Aufnah-

## L-CARNITIN-LIEFERANTEN

Überwiegend Fleisch von Lamm, Rind, Pute und Reh, Fisch und Meeresfrüchte wie z. B. Seelachs, Hering, Riesengarnelen und Scholle, außerdem Milchprodukte, besonders Ziegen- und Schafskäse sowie Kuhmilch und Buttermilch tragen zur Versorgung bei. Wenig L-Carnitin liefern pflanzliche Produkte.

me von L-Carnitin über die Nahrung immens wichtig. L-Carnitin ist vor allem in Fleisch- und Milchprodukten enthalten. Pflanzliche Produkte liefern wenig bis gar kein L-Carnitin.

## Wie viel braucht man?

Der Tagesbedarf ist individuell und hängt stark von der Lebensweise, vom Stresslevel und Wohlbefinden ab. Der durchschnittliche Tagesbedarf, den die Deutsche Gesellschaft für Ernährung (DGE) angibt, liegt bei ca. 400 mg, doch häufig liegt der individuelle Bedarf deutlich höher.

Auch bei der Sirtfood-Diät ist der Bedarf an L-Carnitin zwar erhöht, aber unsere Rezepte liefern ausreichende Mengen an L-Carnitin. Weil die Sirtuine die Fettverbrennung ankurbeln, hat der Körper zunächst einen Mehrbedarf an Fett, den er über seine Fettspeicher deckt. D. h. die Fettzellen unserer Hüftpolster öffnen sich und geben verstärkt Fettsäuren frei, die mit Hilfe von L-Carnitin zu den Muskelzellen transportiert und dort in Ener-

gie umgewandelt und verbrannt werden. Und so passiert genau das, was wir von einer gesunden Diät erwarten: Fettpölsterchen schmelzen, wir nehmen ab und verhindern, dass Muskeln abgebaut werden.

## VITAMIN B3 (NIAZIN) – FÜR MEHR LEISTUNG

Vitamin B3, auch Niazin genannt, ist in vielen Zellen des menschlichen Körpers enthalten und ein wichtiger Baustein zur Bildung von Coenzymen, die für die verschiedenen Stoffwechselvorgänge unerlässlich sind. Es bildet gemeinsam mit Eiweiß Hunderte verschiedener Enzyme, welche im Körper zur Energiegewinnung notwendig sind. Neben seinen Aufgaben in den unterschiedlichen Abläufen des Stoffwechsels ist Vitamin B3 auch an der Regeneration von Muskeln, Nerven, Haut und sogar der DNA beteiligt. Denn Vitamin B3 stößt die Produktion der Proteine, insbesondere der Sirtuine, im Zellkern an. So können Schäden an der DNA, die durch Stress oder Umweltbelastung entstehen, repariert werden.

Eine besondere Bedeutung hat Vitamin B3 auch für den Cholesterinstoffwech-

## VITAMIN-B3-LIEFERANTEN

Hefe, Fleisch, Fisch, Eier, Gemüse, Pilze, Erdnüsse, Aprikosen, Datteln, Gerste, Buchweizen und Hülsenfrüchte.

sel. Ausreichend Vitamin B3 kann das »schlechte« Cholesterin LDL senken und gleichzeitig das »gute« Cholesterin HDL ansteigen lassen.

## Wichtige Quellen

Die Natur hält zahlreiche Lebensmittel bereit, die reichlich Vitamin B3 liefern, z. B. Hefe, Fleisch, Fisch, Geflügel, Eier, Gemüse, Pilze, Erdnüsse, Aprikosen, Datteln, Gerste, Buchweizen und Hülsenfrüchte. Vitamin B3 ist zwar kaum hitze- und sauerstoffempfindlich; dennoch kann es zu einem Vitamin-B3-Mangel kommen. Ursachen hierfür sind neben einer unzureichenden Aufnahme auch die Einnahme von Medikamenten und ein hoher Alkoholkonsum. Wer häufig und viel Bonbons, Schokoriegel, Gummibärchen, Cola und andere Limonaden konsumiert, riskiert ebenfalls einen Vitamin-B3-Mangel. Da in isolierten Kohlenhydraten der gesamte Vitamin-B-Komplex fehlt, glänzt auch Vitamin B3 durch Abwesenheit. Dabei ist es maßgeblich an der Verstoffwechselung von Kohlenhydraten beteiligt und fungiert hier als Cofaktor, der die kohlenhydratspaltenden Enzyme auf Trab bringt.

## Vom Glück der Sirtfood-Diät

Da Vitamin B3 für die Energieproduktion in der Zelle unersetzlich ist, nutzt der

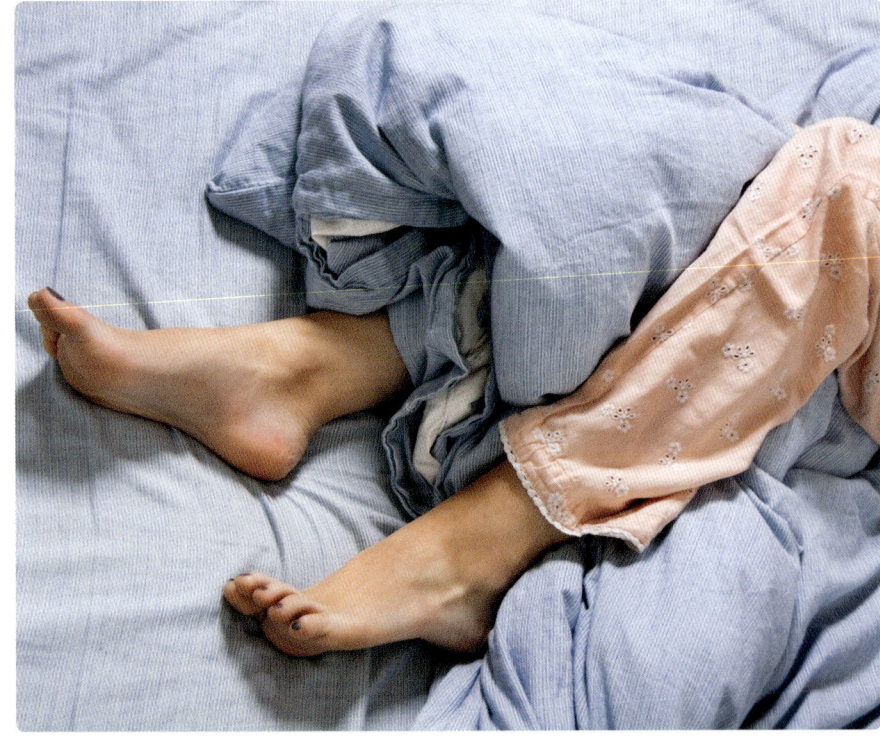

Vitamin-B3-Mangel kann zu Schlafstörungen, Konzentrationsschwäche oder Nervosität führen.

Körper die Möglichkeit, es selbst herzustellen, wofür er die essenzielle Aminosäure Tryptophan benötigt. Allerdings muss der Körper die Bereitschaft, Tryptophan »zu opfern«, leider teuer bezahlen. Ein Tryptophanmangel kann dazu führen, dass das »Glückshormon« Serotonin nur noch vermindert bzw. gar nicht mehr gebildet werden kann. Schlafstörungen, Konzentrationsschwäche, Angstgefühle oder Nervosität machen sich breit. Bei vielen einseitigen Diäten rutscht man in einen Vitamin-B3-Mangel und produziert zu wenig Glückshormon. Das ist quasi der Tiefpunkt schlechthin und häufig die Ursache dafür, warum diese Diäten dann vorzeitig abgebrochen werden. Nicht so bei der Sirtfood-Diät! Sie sorgt dafür, dass Sie mit allem Wichtigen ausreichend versorgt sind und Ihr Glück genießen können.

**TIPP** Lebensmittel wie Fisch, Ei, Sojabohnen, Linsen, Haferflocken, Nüsse und Zartbitterschokolade liefern reichlich Tryptophan und fördern das Wohlbefinden.

# SELEN SCHÜTZT
## DIE ZELLEN

Selen zählt zu den Spurenelementen und wird, wie es der Name schon sagt, im Körper nur in Spuren benötigt. Dieser Umstand sollte jedoch nicht darüber hinwegtäuschen, dass die Spurenelemente, insbesondere Selen, im Körper lebenswichtige Aufgaben übernehmen.

## SELENLIEFERANTEN

Fisch, Fleisch, Leber, Eier, Linsen, Spargel und Getreideprodukte liefern nennenswerte Mengen.

Zwei grundlegende Eigenschaften, die Selen auszeichnen, sind seine hohe antioxidative Wirkung sowie die Fähigkeit, Schwermetalle zu binden. Beide Funktionen schützen die Körperzellen vor Angriffen durch freie Radikale und stärken die körpereigene Abwehrkraft.

Im menschlichen Körper ist Selen an bestimmte Proteine gebunden, die sehr aktiv sind. Sie sind daran beteiligt, krebsauslösende bzw. erbgutverändernde Substanzen unschädlich zu machen. Schwermetalle wie Cadmium, Blei, Zink, Arsen und Chrom, die mitverantwortlich sein können für die Entartung von Zellen, macht Selen unschädlich.

Die Schilddrüse ist das Organ, das den höchsten Selengehalt besitzt. Das ist ziemlich geschickt von der Natur so eingerichtet, da die Vorstufe des Schilddrüsenhormons T4 erst mit Hilfe einer Selenverbindung in die bioaktive Form T3 umgewandelt werden kann. Das hat eine zentrale Bedeutung für den Stoffwechsel, denn Grundumsatz, Verdauung, Stoffwechsel, Körpertemperatur, Wachstum, Herz-Kreislauf-Tätigkeit, Psyche oder die Beschaffenheit von Haut, Haaren und Nägeln und vieles mehr unterliegen dem Einflussbereich der Schilddrüsenhormone.

## Versorgung mit Selen

Selen muss als essenzielles Spurenelement regelmäßig über die Nahrung aufgenommen werden, denn der Körper kann es selbst nicht herstellen. Mensch und Tier nehmen Selen über die Pflanzen auf, denn nur Pflanzen sind in der Lage, das im Erdreich vorhandene anorganische Selen über ihre Wurzeln aufzunehmen und zu speichern. Der Selengehalt der Lebensmittel unterliegt dadurch natürlichen Schwankungen, denn je selenhaltiger der Boden ist, desto mehr Selen enthält die Pflanze. Auch Fleisch, Milch und daraus hergestellte Produkte von Tieren, die mit selenhaltigen Pflanzen gefüttert werden, sind selenhaltig. Relativ selenreich sind Fisch, Fleisch, Leber, Eier, Linsen, Spargel und Getreideprodukte.

## ZINK – **PARTNER** VIELER ENZYME

Wer über Gewichtabnehmen nachdenkt, denkt in erster Linie daran, Kalorien zu sparen, Fett zu reduzieren und mehr Sport zu machen. Aber um effektiv abzunehmen, spielen auch die Mikronährstoffe eine ganz wichtige Rolle. Als besonders große Unterstützung beim Abnehmen hat sich Zink herauskristallisiert. Zink, ein lebenswichtiges Spurenelement, dessen Hauptaufgabe im Bereich des Stoffwechsels und der Zellteilung liegt, wirkt bei vielen biochemischen Reaktionen als eine Art »Beschleuniger« oder Katalysator. 1939 wurde das erste zinkhaltige Enzym entdeckt. Bis heute sind etwa 300 Enzyme bekannt, die durch Zink in ihrer Aktivität beeinflusst werden. Besonders die Enzyme, die für den Energie-, Kohlenhydrat- und Fettstoffwechsel wichtig sind, enthalten Zink oder werden durch Zink aktiviert. Dadurch ist Zink in der Lage, insgesamt den Stoffwechsel anzuregen und die Fettverbrennung anzukurbeln. Gleichzeitig verbessert Zink in Verbindung mit dem Spurenelement Chrom die Insulinwirkung.

## Hans Dampf in allen Gassen

Zink ist auch an den Enzymen, die die Synthese von DNA, RNA und Proteinen steuern, beteiligt. Es ist somit beteiligt am Aufbau der Erbsubstanz. Aber damit ist die Wirkungsweise von Zink noch lange nicht erschöpft. Zink als ein essenzielles Spurenelement unterstützt die Wundheilung und stärkt die Abwehrkräfte, indem es u. a. die Schleimhautstruktur verbessert, sodass das Anheften und Eindringen von Viren und Bakterien erschwert wird. Gleichzeitig wirkt Zink antioxidativ, also freien Radikalen entgegen.

## Symptome einer Unterversorgung

Da Zink diese Vielfalt an Funktionen ausübt, macht sich ein Mangel in den unterschiedlichsten Bereichen relativ schnell bemerkbar. Typische Mangelsymptome können Antriebslosigkeit, erhöhte Müdigkeit bis hin zu chronischen Erschöpfungszuständen sein. Auch der Hormonhaushalt leidet unter einem Zinkmangel. Haarausfall, brüchige Fingernägel und schuppige, trockene Haut können die ersten äußerlichen Anzeichen sein.

## Versorgung mit Zink

Wir nehmen das Spurenelement Zink über die Nahrung auf. Es gelangt über den Darm in den Organismus – gemeinsam mit anderen Metallen wie Kupfer, Eisen und Mangan. Im Körper sind zwischen einem und zwei Gramm Zink in Muskulatur, Leber, Nieren, Knochen und Haut gespeichert. Wird zu viel Zink aufgenommen,

### ZINKLIEFERANTEN

Zink aus tierischen Lebensmitteln, wie Seefisch, Meeresfrüchte, Rindfleisch, Eier und Milchprodukte, wird zu 30 bis 40 % aufgenommen, Zink aus Pflanzen lediglich zu 5 bis 10 %. Bei Kartoffeln, Äpfeln, Möhren, Gurken, Spargel und Kohlrabi sitzt das meiste Zink direkt unter der Schale. Daher Gemüse und Obst möglichst nur gründlich waschen und mit Schale verzehren.

kann der Körper das Metall über die Galle wieder ausscheiden. Zink aus tierischen Lebensmitteln kann der Körper deutlich besser aufnehmen als aus pflanzlicher Kost.

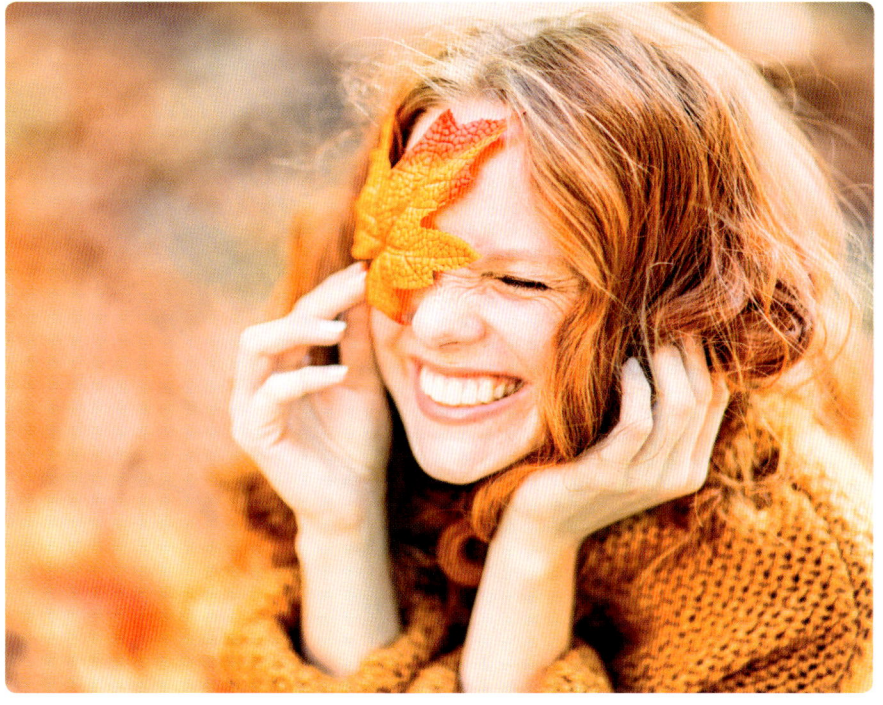

Wer unter Haarausfall und brüchigen Fingernägeln leidet, sollte auch an Zinkmangel denken.

# KAPITEL 4

# AKTIVIERUNG
## DER SIRTUINE

Forscher haben herausgefunden, dass Hefen, Würmer, Fliegen und Mäuse länger und gesünder leben, wenn sie aktive Sirtuine haben. Eine Grundvoraussetzung dafür scheint eine kalorienreduzierte Ernährung zu sein. Darüber hinaus wurden einige Lebensmittel und deren Wirkstoffe ermittelt, die sich ebenfalls positiv auf die Tätigkeit der Sirtuine auswirken.

Unsere veränderte Ernährungsweise mit einem Zuviel an Süßem, Fetthaltigem und Fertigprodukten und den damit verbundenen Zusatzstoffen belastet unseren Stoffwechsel. Er kann eine Vielzahl der chemischen Stoffe, wie z. B. Süß-, Farb- und Konservierungsstoffe sowie Verdickungsmittel, nicht oder nur teilweise verstoffwechseln. Sie werden gespeichert, können Verdauungsenzyme blockieren und den Stoffwechsel hemmen.

Als Basis für einen gesunden Stoffwechsel benötigt der Organismus natürliche Nährstoffe mit einer hohen Bioverfügbarkeit, die einfach und leicht über naturbelassene Lebensmittel aufgenommen werden können. Ein Organismus, der alle Makronährstoffe wie Eiweiß, Fett und Kohlenhydrate sowie Mikronährstoffe wie z. B. Vitamine, Mineralstoffe und sekundäre Pflanzenstoffe im ausgewogenen Verhältnis erhält, ist auch in der Lage, die für ihn wichtigen

Enzyme und Hormone selbst herzustellen. Bei einem ausgeglichenen Stoffwechsel – den Sie mit dem Ernährungskonzept der Sirtfood-Diät leicht erreichen können – stellt sich Schritt für Schritt das passende Körpergewicht ein.

# KALORIENREDUZIERT
## ESSEN

Seit Jahrzehnten beschäftigt die Wissenschaft, wie Übergewicht und seine Folgekrankheiten, wie z.B. Diabetes, Gicht, Herz-Kreislauf-Erkrankungen oder chronische Entzündungen, in den Griff zu bekommen sind. Unterschiedliche Ansätze werden aufgrund vielversprechender Ergebnisse aus wissenschaftlichen Studien diskutiert. Worüber man sich im Grunde aber längst einig ist, ist die Erkenntnis, dass uns das Überangebot an Nahrungsmitteln krank macht. Es verleitet dazu, mehr Kalorien pro Tag aufzunehmen, als wir letztendlich verbrauchen – insbesondere auch deshalb, weil wir uns immer und überall, an jeder Straßenecke mit Essbarem versorgen können. Auch die einstigen Ladenschlusszeiten und die traditionellen Essenzeiten verwischen zusehends. Hier ein Snack, dort ein Eis, »After-Work-Party« und ein letztes »Glas im Stehen« lassen den Organismus immer in Verdauungsbereitschaft bleiben. Die so wichtigen Erholungsphasen für den Organismus finden nicht mehr statt – mit verheerenden Folgen für unsere Gesundheit!

## Im Weniger liegt die Wahrheit

Ob FdH (»Friss die Hälfte), Fastenkuren oder modernes »Dinner-Cancelling« – kalorienreduzierte Ernährung gibt dem Organismus die Möglichkeit, eigene Reserven zu mobilisieren und wirkt sich positiv auf das Wohlbefinden aus. Wenn von »Kalorienrestriktion« die Rede ist, geht es hier um Folgendes: Durchschnittlich sollten wir die Kalorienaufnahme begrenzen, und zwar um 30 bis 50 % – natürlich unter Berücksichtigung der Zufuhr aller essenziellen Nährstoffe. Vor 70 Jahren bereits machte man die Entdeckung, dass Mäuse, die auf Schmalkost gesetzt wurden, länger lebten als ihre Artgenossen mit normaler Kost. In weiteren Tierversuchen wurde bekannt, dass eine Kalorienrestriktion von ca. 30 % der täglich empfohlenen Kalorienzufuhrdas

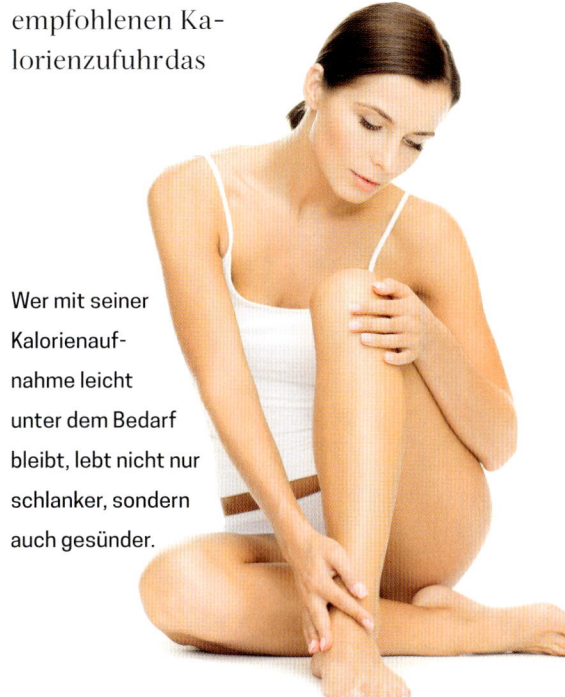

Wer mit seiner Kalorienaufnahme leicht unter dem Bedarf bleibt, lebt nicht nur schlanker, sondern auch gesünder.

41

Auftreten chronischer Erkrankungen verzögerte. Untersuchungen, die an Menschen bislang auf freiwilliger Basis durchgeführt wurden, zeigten bei geringerer Kalorienaufnahme eine verminderte Produktion an freien Radikalen, weniger Körperfett wurde angelegt, weniger entzündungsfördernde Zytokine waren im Blut zu finden. Insgesamt wurden verbesserte Blutfettwerte festgestellt.

Einen beeindruckenden Nachweis für den positiven Effekt einer kalorienreduzierten Ernährung zeigen die Mitglieder der »Calorie Restriction Society« (Gesellschaft für Kalorienrestriktion) in den USA. Die Mitglieder nehmen bis zu 20 % Kalorien weniger als den täglichen Kalorienbedarf zu sich. Sie haben im Durchschnitt einen Body-Mass-Index (BMI) von 20 – dies entspricht dem unteren Normalbereich (= 20 bis 24,9 BMI), bei gleichzeitig niedrigen Cholesterinwerten, niedrigen Blutdruckwerten und einer positiven höheren Insulinempfindlichkeit.

## Sirtuine brauchen den »Mangel«

Lange Zeit ging man davon aus, dass diese positiven Effekte lediglich auf die Verlangsamung des Stoffwechsels zurückführbar sein können, da der Organismus evolutionsbedingt bei geringer Energiezufuhr in einen sogenannten Sparmodus schaltet. Forscher sind heute davon überzeugt, dass die Einschränkung der Kalorienzufuhr und die damit verbundenen Reaktionen im Körper auch einen Einfluss auf die Aktivierung der Sirtuine nimmt. Entscheidend ist dabei, dass die Sirtuine offensichtlich erst nach einer längeren Nahrungspause aktiver werden. Dann jedoch beschleunigen sie die Fettverbrennung in den Mitochondrien, unterstützen die Zellerneuerung und vermindern Zellschäden. Außerdem wirken sie wie eine Art Sensor auf Stoffwechselenzyme, die es den Zellen ermöglichen, bei einem Mangel an Nährstoffen andere Energiequellen, wie z. B. lästige Fettpölsterchen, zu nutzen.

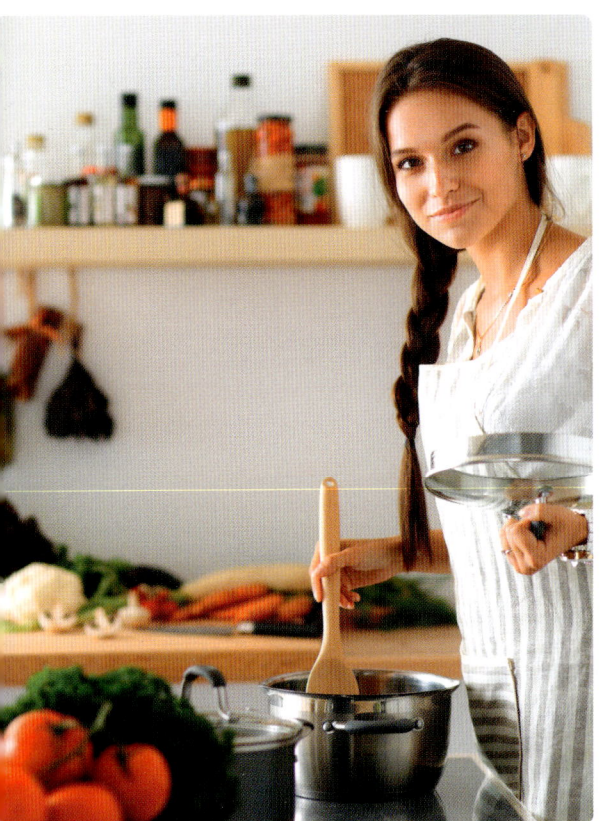

Frisch zubereitetes Gemüse schmeckt, liefert wertvolle Vitalstoffe und hat meist weniger Kalorien als Fertiggerichte.

# VERSCHIEDENE FASTENMETHODEN

Fasten ist in vielen Kulturen schon immer eine geeignete Methode gewesen, um Körper und Geist zu reinigen. Allein in den letzten 20 Jahren haben viele Ernährungsexperten immer wieder auf die günstigen Effekte hingewiesen, die das Fasten für den Stoffwechsel bringt. Intervallfasten ist keine Hunger- oder Nulldiät, sondern eher eine »Lightversion« mit unterschiedlichen Vorgehensweisen. Während die einen die 5:2-Diät bevorzugen, bauen die anderen längere Nahrungspausen von 14 bis 16 Stunden oder auch länger zwischen den Mahlzeiten ein.

**5:2-DIÄT** bedeutet Folgendes: An 5 Tagen in der Woche isst man normal und an 2 Tagen reduziert man die Nahrungszufuhr auf maximal 500 bis 600 Kilokalorien. Das ist nicht sehr viel und bedeutet, viel Wasser und Tee zu trinken sowie zwei kleinere Mahlzeiten zu sich zu nehmen. Die Mahlzeiten sollten möglichst proteinreich sein, da sie dann zum einen gut sättigen und zum anderen auch einen unerwünschten Muskelabbau verhindern können. Ob die zwei Fastentage hintereinander geschaltet oder über die Woche verteilt werden, ist nicht entscheidend und kann individuell gehandhabt werden. Jeder kann es so durchführen, wie er am besten damit zurechtkommt. Probieren Sie es einfach aus.

**INTERVALLFASTEN** Die Grundlage hierbei sind in erster Linie längere Nahrungspausen. Nahrungspausen von mindesten 14 Stunden sollen sich günstig auf den Körper auswirken, da weniger freie Radikale entstehen und sich auch der Blutzucker- und Insulinspiegel in den Pausenzeiten auf einen gesünderen, niedrigeren Level einpendeln.

**TIPP** Wenn sich ein Hungergefühl während der Fastenpause breitmacht, empfiehlt es sich, ein großes Glas Wasser zu trinken. Der Magen füllt sich, und das Hormon Ghrelin, das im Magen produziert wird und unser Hungergefühl auslöst, zieht sich zurück.

## Die fettverbrennenden Pausenfüller

Was passiert eigentlich genau im Körper, wenn längere Nahrungspausen eingehalten werden? Einfach gesagt stellt der Körper seinen Stoffwechsel auf »Ernährung von innen« um. Das bedeutet, er nutzt körpereigene gespeicherte Nährstoffe zur Energiegewinnung. Zuerst baut er Glykogen aus Muskel- und Leberzellen ab. Wenn diese Reserven zur Neige gehen, greift er auf die Fettreserven zurück. Unterstützend wirkt dabei das muskelaufbauende Hormon Glukagon, die Fettsäuren aus dem Fettgewebe zu lösen und als Nahrungsquelle für Muskelzellen, Herz und andere Organe nutzbar zu machen. Der Fettstoffwechsel kommt also ordentlich in Schwung.

Diese Erkenntnis ist nicht neu. Johannes Huber, Vorreiter in der Anti-Aging-Szene

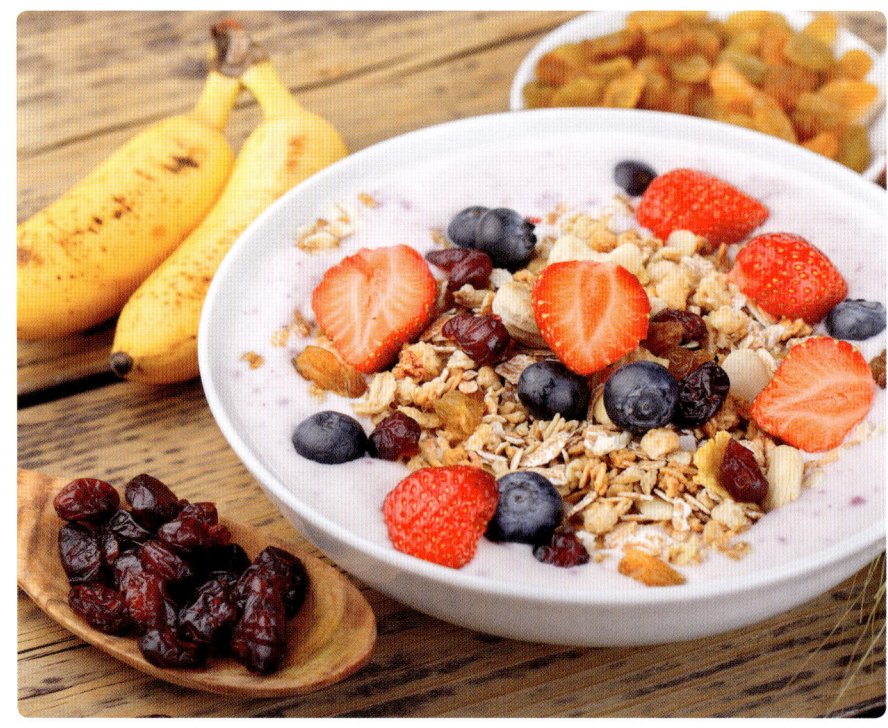

Ballaststoffreiches Getreide kombiniert mit Obst liefert Energie und macht lange satt.

in den 1990er-Jahren, war einer der Ersten, die das Abendfasten oder »Dinner-Cancelling« empfohlen hat, um die nächtlichen Hormonaktivitäten zu steigern bzw. zu verlängern. Insbesondere die Schlaf- und Regenerationshormone, wie Somatotropin und Melatonin, können so in ausreichender Menge produziert werden und ermöglichen dem Körper Zeiten für Regeneration, Reparatur und Abbau.

Bei längerer Nahrungsabstinenz wird auch das Human Growth Hormone (HGH), ein Wachstumshormon, produziert, das den Fettabbau unterstützt und gleichzeitig die Muskelbildung fördert, indem es den Eiweißaufbau ankurbelt.

Das Ernährungskonzept »Metabolic Balance« unter Federführung des Internisten Dr. Wolf Funfack legte mit seiner Empfehlung, nur drei Mahlzeiten am Tag zu sich zu nehmen und zwischen den Mahlzeiten mindestens 5 Stunden Pause einzubauen, den Grundstein für ein Umdenken. Bis dahin galt die Empfehlung von 5 bis 6 kleinen Mahlzeiten pro Tag als nahezu unangefochten.

Durch längere Pausen zwischen den Mahlzeiten kann das Masthormon Insulin besser reguliert werden. Ständiges Essen mit Snacks und Zwischenmahlzeiten überfordert den Körper und trägt zu unnötigen Blutzucker- und Insulinschwankungen bei. Während der längeren Pausen zwischen den Mahlzeiten drosselt der Körper den Stoffwechsel aber nicht herunter und er baut auch keine Muskelmasse ab.

Unser Stoffwechsel arbeitet in Phasen. Der natürliche Wechsel zwischen auf- und abbauenden Stoffwechselprozessen, der sogenannten anabolen und katabolen Phase, bekommt unserem Körper deutlich besser und ist wesentlich gesünder als ein ständiger Aufbau und Reiz zum Wachstum.

Die Empfehlungen der Sirtfood-Diät lautet daher: Essen Sie 3 Mahlzeiten am Tag und machen Sie ausreichend Pausen dazwischen – das aktiviert auf ideale Weise die Fettverbrenner Sirtuine!

# SEKUNDÄRE PFLANZENSTOFFE

Sekundäre Pflanzenstoffe verstecken sich in allen pflanzlichen Lebensmitteln, wie z.B. Gemüse, Obst, Nüsse, Hülsenfrüchte, Sprossen und Kräuter. Sie verleihen den Pflanzen Farbe und Aroma und schützen sie gleichzeitig vor Feinden. Daher ist es kaum verwunderlich, dass besonders die Pflanzen reichlich sekundäre Pflanzenstoffe liefern, die sie permanent gegen Angreifer wehren müssen. Die Angreifer sind unterschiedlicher Natur, wie z.B. Pilze, Bakterien, Krankheiten, UV-Strahlen oder Fraßfeinde.

## Lange unterschätzt

Da sekundäre Pflanzenstoffe nur in sehr geringen Mengen vorkommen und im Gegensatz zu den primären Pflanzenstoffen (Kohlenhydrate, Eiweiße und Fette) kei-

nen eigenen Nährwert besitzen, schenkte man ihnen lange Zeit kaum Beachtung – aber das zu Unrecht! Mittlerweile ist erwiesen, dass die sekundären Pflanzenstoffe auch im menschlichen Organismus äußerst wirksam sind. Sie beeinflussen zahlreiche Körperfunktionen und werden deshalb auch als bioaktive Substanzen bezeichnet. Jeder von uns kennt mindestens einen sekundären Pflanzenstoff und dessen bioaktives Potenzial: Es ist die anregende Wirkung des Koffeins nach dem Genuss einer Tasse Kaffee oder Tee oder die tränentreibende Wirkung einer frisch geschnittenen Zwiebel.

Die Wissenschaft geht von bis zu 100 000 chemisch sehr unterschiedlichen sekundären Pflanzenstoffen aus; derzeit sind aber erst etwa 30 000 namentlich bekannt. Ihr Wirkungsspektrum ist breit und bei Weitem noch nicht ausreichend erforscht. Sie wirken antikanzerogen, antimikrobiell, antioxidativ und immunmodulierend – sie hemmen also das Krebswachstum, schützen vor Pilz-, Bakterien- und Virenbefall sowie vor zellschädigenden freien Radikalen und sie stärken das Immunsystem.

Genaue Angaben darüber, wie viele sekundäre Pflanzenstoffe der Mensch tatsächlich benötigt, gibt es nach heutigem Stand noch nicht. Bei einer ausgewogenen Ernährung soll die Aufnahme sekundärer Pflanzenstoffe im Durchschnitt rund 1,5 g pro Tag betragen. Tatsächlich weiß man jedoch, dass sich die Kombination verschiedener sekundärer Pflanzenstoffe deutlich positiver auf die Gesundheit auswirken, als dies isolierte Stoffe aus Nahrungsergänzungsmitteln können.

**TIPP** Wählen Sie pflanzliche Lebensmittel über den Tag verteilt nach dem Ampelprinzip aus! Mindestens je eine Portion rotes, gelbes und grünes Gemüse, Obst, Kräuter oder andere pflanzliche Lebensmittel. So kommen Sie in den Genuss ganz unterschiedlicher sekundärer Pflanzenstoffe.

Für die Gesunderhaltung und ein optimales Funktionieren unseres Körpers sind alle sekundären Pflanzenstoffe von Relevanz. Bei der Sirtfood-Diät stehen ganz besonders die Polyphenole und ihre Untergruppen im Fokus des Interesses, da diese nach heutigem Wissensstand diejenigen sekundären Pflanzenstoffe sind, die speziell die Sirt 7 (siehe Seite 17) aktivieren können, wenn sie in ausreichender Menge und in ihrer Vielfältigkeit vorhanden sind. Im folgenden Kasten können Sie erkennen, über welche Lebensmittel wir die wertvollen Verbindungen aufnehmen.

# POLYPHENOLE

Eine große Gruppe der sekundären Pflanzenstoffe stellen die Polyphenole dar. Sie kommen in fast allen Pflanzen vor und lassen sich in weitere Untergruppen einteilen. Die wichtigsten Polyphenole, die im Folgenden vorgestellt werden, sind: Resveratrol, die Flavonoide, Quercetin, Rutin sowie Catechine. Obwohl sie strukturell sehr ähnlich sind, unterscheiden sie sich doch in ihren Funktionen und Wirkungsweisen im menschlichen Organismus.

Bei den Polyphenolen handelt es sich um aromatische Verbindungen, die den Geschmack, den Geruch und das Aussehen pflanzlicher Lebensmittel bestimmen.

Der Gehalt in Gemüse, Obst oder Getreide kann sehr unterschiedlich sein. Ausschlaggebend sind hierfür ganz allgemein Klima und Wachstumsbedingungen. Freilandpflanzen enthalten allgemein höhere Mengen an Polyphenolen als Gewächshauspflanzen. Eine wichtige Rolle spielt auch, ob es sich um eine naturbelassene

## HIER STECKEN DIE BIOAKTIVEN SUBSTANZEN DRIN

| SEKUNDÄRE PFLANZENSTOFFE | VORKOMMEN | BEDEUTUNG FÜR DIE PFLANZE | GESUNDHEITSEFFEKT |
|---|---|---|---|
| Polyphenole / Flavonoide/ Phenolsäure | Äpfel, Birnen, Beeren, Trauben, Kirschen, Granatäpfel, Rote Bete, Pflaumen, Zwiebeln, Grünkohl, Rotkohl, Auberginen, Soja, schwarzer und grüner Tee, Rotwein, Schokolade | Farbstoffe (rot, gelb, blau, violett) | Senken das Risiko für Herz-Kreislauf-Erkrankungen, wirken antioxidativ, blutdrucksenkend, beeinflussen das Immunsystem positiv, sind antikanzerogen und aktivieren Sirt 7 |

oder eher eine durch Züchtung stark veränderte Pflanze handelt.

## Gezüchtete Sorten haben weniger Polyphenole

Werfen wir einen Blick auf den Apfel –
Deutschlands beliebteste Obstsorte. Alte
Apfelsorten, wie z.B. Gravensteiner, Ber-
lepsch, Elstar oder Cox Orange, enthalten wesentlich mehr Polyphenole als die
neuen, hochgezüchteten Sorten, wie z.B.
Granny Smith oder Pink Lady. Hier hat
man die optisch »störenden« Polyphenole gezielt durch Züchtung entfernt. Ein Apfel einer alten Sorte verfärbt sich nämlich
nach dem Aufschneiden innerhalb weniger Minuten braun. Die Verfärbung entsteht durch Polyphenole, die den Apfel gegen Sauerstoff schützen. Die Schnittfläche
eines hochgezüchteten Apfels bleibt dagegen hell und sieht immer frisch aus, da
keine Polyphenole mehr schützend wirken können.

Polyphenole verteilen sich innerhalb der
Pflanzen unterschiedlich stark. So weisen Blätter und äußere Gewebeschich-
ten, z.B. bei Karotten, Sellerie, Meerrettich,
Roter Bete und Rettich, sehr viel höhere Polyphenolkonzentrationen auf als die
Wurzeln bzw. die Frucht selbst. Ein Grund
mehr, bei Obst und Gemüse die Schalen mitzuverzehren. Eine geballte Ladung
an Polyphenolen hat demnach auch das
Grün von Karotten und Sellerie, was man
mitessen kann. Eine ideale Zutat für grüne
Smoothies!

## POLYPHENOLLIEFERANTEN

Polyphenole satt liefern:

**Obst** Beeren aller Art, Weintrauben, Äpfel,
Grapefruits, Orangen, Sanddornfrüchte

**Gemüse** Zwiebeln, Endivie, Sellerie, Paprika

**Sonstiges** Getreide (Randschichten), Sojabohnen und daraus hergestellte Produkte, Leinsamen, Erdnüsse, Kurkuma, Kaffee,
grüner Tee und Rotwein

**HINWEIS** Eine weitere Übersicht polyphe-
nolreicher Lebensmittel finden Sie auf
Seite 65.

**HINWEIS** In der Übersicht auf Seite 46 sehen
Sie, welche geballte Ladung an Polyphenolen in
den Lebensmitteln der Sirtfood-Diät steckt.

## RESVERATROL – POLYPHENOL AUS ROTWEIN

Resveratrol ist eines der pflanzlichen Polyphenole mit der angeblich stärksten
gesundheitlichen Wirkung. Man hat es
erstmals 1963 im japanischen Stauden-
knöterich nachgewiesen. Bei uns ist Resveratrol eher ein Begriff in Verbindung mit
Rotwein. Hierbei befindet sich das Resveratrol vor allem in der Haut roter Weintrauben. Über den Gärungsprozess bei der
Herstellung von Rotwein gelangt das Resveratrol in den Wein. Es hat den Vorteil –
wie viele andere sekundäre Pflanzenstoffe auch –, dass es sehr robust ist und ihm

der Gärungsprozess oder lange Lagerzeiten wenig anhaben können. Resveratrol ist somit sehr beständig.

## Vorkommen

Resveratrol ist also besonders reichlich in Rotwein enthalten, kommt aber auch in Heidel-, Erd- und Himbeeren sowie in Kakao und dunkler Schokolade vor. Olivenöl, Orangenschalen, grüner Tee und Erdnüsse können ebenfalls beachtliche Konzentrationen an Resveratrol aufweisen.

## Wie wirkt Resveratrol?

Resveratrol ist ein starkes Antioxidans. Es fängt zellschädigende freie Radikale ab und macht sie unschädlich, sodass diese keine anderen Substanzen angreifen können. Daneben helfen Rotweinphenole, die aufgrund von Arteriosklerose veränderten Gefäße wieder elastischer und flexibler zu machen. Durch Resveratrol werden auch Herz und Kreislauf sowie das Immunsystem gestärkt. Das zeigte ein Experiment mit Labormäusen auf eindrucksvolle Wei-

se. Tiere, die mit viel Resveratrol gefüttert wurden, hatten ein kräftigeres Herz als die Tiere der Kontrollgruppe, aber auch Augen und Muskelkraft wurden positiv beeinflusst.

Interessant war ebenfalls eine Versuchsreihe mit Mäusen. Man hatte die Tiere besonders fettreich ernährt und ihrem Futter gleichzeitig hohe Resveratroldosen beigemengt. Die Mäuse nahmen im Vergleich zur Kontrollgruppe wesentlich langsamer und weniger zu. Gleichzeitig wurden sie aktiver. Diesen positiven Effekt führen die Wissenschaftler darauf zurück, dass Resveratrol körpereigene Enzyme, nämlich die Sirtuine, aktivieren kann und Enzyme so verändert, dass die Gene zur Regulierung des Fettstoffwechsels »eingeschaltet« werden. Insgesamt scheint sich der Pflanzenstoff also sehr positiv auf Gesundheit und körperliche Fitness auszuwirken.

## Die Dosis macht's!

Einen kleinen Wermutstropfen gibt es allerdings: Für die beschriebenen Wirkun-

### DIE ERNÄHRUNG DER FRANZOSEN

Wenn man über Resveratrol spricht, kommt man nicht umhin, das sogenannte »französische Paradox« zu erwähnen. Darin wird berichtet, dass die Franzosen trotz hohen Konsums von Weißbrot, Käse (gesättigte Fettsäuren) und Nikotin ein deutlich geringeres Risiko für Herz-Kreislauf-Erkrankungen im Vergleich zu manch anderem Nachbarland haben. Dieses Phänomen schreibt man dem regelmäßigen Genuss von Rotwein zu, der neben Resveratrol noch weitere interessante Polyphenole enthält.

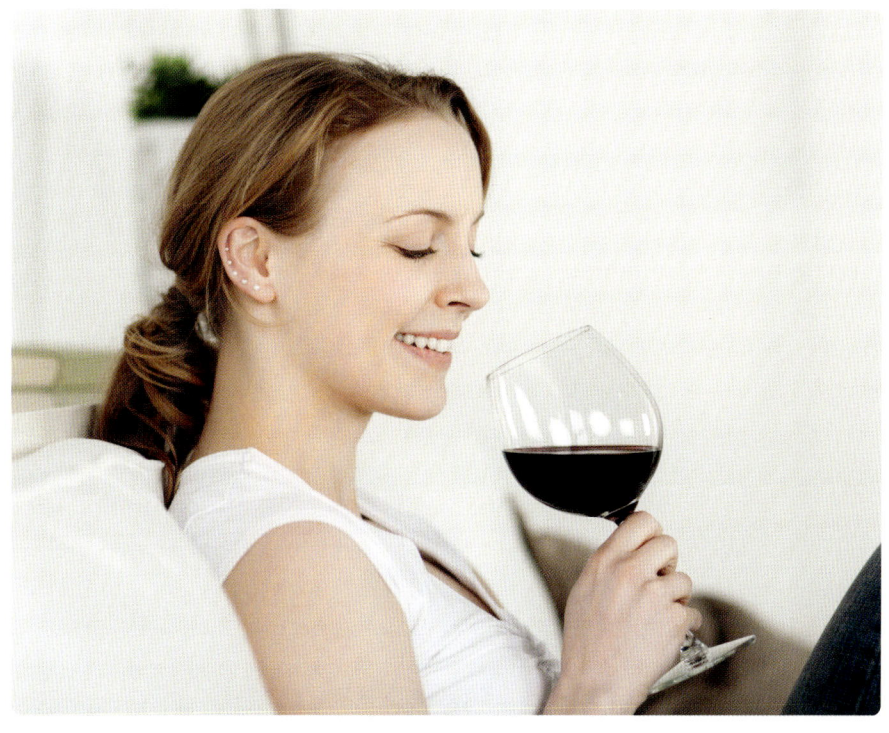

Genießen und gleichzeitig den Stoffwechsel auf Trab bringen – die Antioxidanzien des Rotweins machen es möglich.

gen ist eine bestimmte Konzentration an Resveratrol notwendig. Weintrauben enthalten pro Gramm etwa 50 bis 100 Mikrogramm Resveratrol – in einem Liter Rotwein finden sich 5 bis 6 mg. Man müsste täglich also rund 10 Liter Rotwein trinken, um den vollen Effekt zu erzielen. Da macht allerdings unsere Leber schlapp, und den gewichtsreduzierenden oder verjüngenden Effekt von Rotwein dürfe man getrost in Frage stellen.

Sie müssen jetzt aber nicht gleich die Flinte ins Korn werfen; schließlich gibt es noch eine ganze Reihe weiterer sekundärer Pflanzenstoffe, wie z. B. Flavonoide, Quercetin oder Lutein, die zusammen mehr erreichen als 10 Liter Rotwein und dabei auch noch die Leber entlasten.

**TIPP** Resveratrol ist sehr hitzebeständig und wird durch Kochen nicht zerstört. Daher geben Sie ruhig, wenn es zum Gericht passt, häufiger mal einen Schuss Rotwein dazu. Durch das Kochen verflüchtigt sich der Alkohol, und Sie können trotzdem den Vorteil des Resveratrols für Ihre Gesundheit nutzen.

## FLAVONOIDE UND IHRE MITARBEITER

»Flavonoide« sind den meisten Menschen kein Begriff; jedoch kommen wir in unserem Leben ständig damit in Berührung. Flavonoide sind eine große Untergruppe der Polyphenole, die eine spezielle Form besitzen. Sie sind für die gelbe Farbe der

Pflanzen verantwortlich und schützen sie vor schädigenden Umwelteinflüssen. Flavonoide sind pflanzliche Vitaminbegleitstoffe, die die Vitamine in ihrer Wirkung ungemein verstärken. So hat man z. B. herausgefunden, dass die Bioverfügbarkeit von Vitamin C in kombinierter Aufnahme mit Flavonoiden um ein Vielfaches höher ist, als wenn Vitamin C isoliert eingenommen wird.

## Die Abnehmturbos

Flavonoide besitzen wie alle Polyphenole ein hohes Potenzial antioxidativer Wirkung. Das bedeutet, sie können sämtliche freien Radikale im Körper einfangen und blockieren, bevor diese möglicherweise Unheil anrichten und so z. B. die DNA schädigen oder auch die Enzyme in ihrer Aktivität hemmen.

Aber die Flavonoide wären keine sekundären Pflanzenstoffe, wenn darüber hi-

Flavonoide in dunklem Obst und Gemüse kurbeln die Fettverbrennung an.

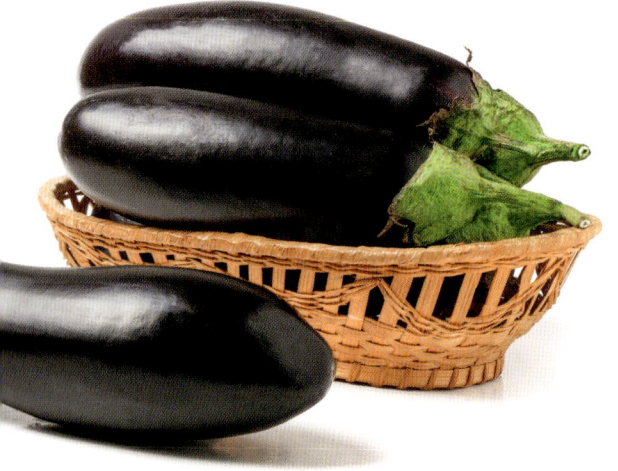

naus nicht auch noch andere Wirkungen hervorstechen würden. Durch ihre entzündungshemmenden und antimikrobiellen Eigenschaften verhindern sie das Wachstum von Viren, Bakterien und Pilzen. Sie beeinflussen den Blutdruck positiv, indem sie krampflösend und gefäßerweiternd wirken.

Das Wirkungsspektrum ist sehr facettenreich – sie unterstützen und ergänzen sich gegenseitig, denn sie kommen in den Lebensmitteln meist im Verbund vor.

Eine besonders hohe Konzentration dieser Stoffe steckt in Äpfeln, Birnen, hellen und dunklen Trauben, Kirschen und Beerenobst, aber auch in Zwiebeln, grünem Gemüse wie Grünkohl und Brokkoli oder rotem Gemüse wie Auberginen, Tomaten und Rotkohl. Auch schwarzer und grüner Tee und dunkle Schokolade sind damit reich bestückt. Sie haben besondere Abnehmpower! Denn es handelt sich hier um Lebensmittel, die von Natur aus wenig Kalorien haben, gleichzeitig reich an sekundären Pflanzenstoffen sind und zusätzlich die Fettverbrennung ankurbeln. So muss das Abnehmen gelingen! Je abwechslungsreicher die Kost, desto mehr unterschiedliche Flavonoide werden aufgenommen.

## Fettverbrennung auf Hochtouren

Wir alle, die sich immer wieder mit dem Thema »Abnehmen« beschäftigen, kennen die Aussage »Grapefruits oder auch Zitronen unterstützen das Abnehmen«. Erstmalig wurde dies in den 1970er-Jahren publik gemacht, und in regelmäßigen Abständen liest man solche Schlagzeilen in einschlägigen Zeitungen. Dieser Effekt wurde in ein paar wenigen Beobachtungsstudien an übergewichtigen Männern und Frauen bestätigt. Man glaubte allerdings, dass die Ursachen für die Gewichtsabnahme im geringen Kaloriengehalt, dem Ballaststoffgehalt und den Bitterstoffen der Grapefruit oder Zitrone lagen. Tatsächlich ist es jedoch so, dass die Flavonoide, insbesondere die Vertreter Quercetin, Kämpferol, Hesperidin und Rutin, einen entscheidenden Beitrag beim Abnehmen leisten. Diese sekundären Pflanzenstoffe modulieren neben ihrer antioxidativen Wirkung auch das Immunsystem und sollen den Organismus zum Aufbau von Muskeln anregen. Mehr Muskelmasse bedeutet, dass der Körper mehr Energie verbraucht. Diese gewinnt der Körper aus den Fettreserven – auch die Fettverbrennung wird also angekurbelt.

## QUERCETIN

Das Polyphenol, das reichlich in Äpfeln, roten Trauben, Zwiebeln, Brokkoli, Kapern, Liebstöckel und Zitrusfrüchten enthalten ist, um nur einige Lebensmittel zu nennen, soll neben seinen stark antioxidativen und entzündungshemmenden Eigenschaften die körperliche Fitness verbessern – und das ganz ohne schweißtreibendes Trainingsprogramm. Wie kann

das funktionieren? Quercetin kann die Mitochondrien aktivieren, sich zu teilen, insbesondere in Muskel- und Gehirnzellen. Der Vorteil: Mehr Mitochondrien verbrennen mehr Kohlenhydrate und Fettsäuren, und mehr Energie wird freigesetzt. In Studien war dabei eines besonders auffallend: Das Ankurbeln der Fettverbrennung bei erhöhter Quercetinaufnahme funktionierte besser, wenn gleichzeitig auch Resveratrol aufgenommen wird.

Hier zeigt sich wieder einmal mehr, wie intelligent es die Natur eingerichtet hat – häufig kommen Resveratrol und Quercetin kombiniert in einem Lebensmittel vor, z. B. in Rotwein, roten Trauben, schwarzen Johannisbeeren oder Himbeeren.

## RUTIN

Rutin wurde lange Zeit auch als Vitamin P bezeichnet. Das »P« stand dabei für den Begriff »Permeabiliät« (Durchlässigkeit), was auf seine Wirkungsweise hinweist. Rutin ist nämlich in erster Linie dafür bekannt, dass es die Blutgefäße stärkt. Es senkt die Durchlässigkeit der Kapillarwände, macht sie widerstandsfähiger, sodass kein Blutplasma auslaufen kann. Dadurch werden Flüssigkeitsansammlungen im Gewebe (das ist der Effekt, der z. B. bei hohen Temperaturen oder nach langem Sitzen zu »dicken Beinen« führt) verhindert.

Rutin unterstützt das Herz-Kreislauf-System, indem es der Zusammenballung von

Blutplättchen entgegenarbeitet und somit vor der Bildung von Blutgerinnseln schützt. Gleichzeitig fördert Rutin die Aufnahme von Vitamin C und schützt das Kollagen im Bindegewebe.

## Vorkommen

Hauptsächlich findet man Rutin in Buchweizenkörnern und auch in den Blättern des Buchweizens, in Holunderbeeren, in grünem Tee, Kakaopulver, Rotwein, Knoblauch, Himbeeren, Fenchel und Johanniskraut.

# CATECHINE – DIE APPETITZÜGLER

Einige Stoffe in Nahrungsmitteln erhöhen den Energieverbrauch und steigern gleichzeitig das Sättigungsgefühl. Eine dieser Substanzen ist die Gruppe der Catechine. Catechine sind eine Untergruppe der Flavonoide, die sich in unterschiedliche Klassen einteilen lassen.

## Vorkommen

Catechine sind in beachtlichen Mengen in grünem, aber auch in scharzem und weißem Tee enthalten. Weiterhin sind Catechine in Äpfeln, Aprikosen, Nektarinen, Birnen, Pflaumen, roten Himbeeren, Kirschen und Bohnen zu finden. Der Spitzenreiter in dieser Gruppe ist jedoch die dunkle Schokolade.

## Wirkung der Catechine – Hilfe beim Abnehmen

Die Catechine unterstützen die Gewichtsabnahme, indem sie Einfluss auf den Fettstoffwechsel nehmen. Zum einen kurbeln sie den Stoffwechsel an, indem sie verstärkt Fettsäuren aus den Fettzellen freisetzen. Zum anderen können sie bei einer fettreichen Ernährung die Fette im Darm binden und somit die Aufnahme von Nahrungsfetten reduzieren.

Die gespeicherten Fettsäuren in den Fettzellen werden vom hormonsensitive Lipase »bewacht«, d.h. damit die Fette die Fettzellen verlassen können, muss die hormonsensitive Lipase die Fettsäuren »freigeben«. Ein niedriger Insulinspiegel und reichlich Catechine schaffen es, die hormonsensitive Lipase von ihrem »Bewachungsposten« abzuziehen, sodass Fettsäuren die Fettzelle verlassen können. Die freien Fettsäuren werden dann in den Muskelzellen zu Energie verbrannt. Verschiedene Studien bestätigen dies. Fürs Abnehmen ist jedoch die Menge der aufgenommenen Catechine entscheidend. Eine Gewichtsabnahme konnte bei Probanden ab ca. 600 mg Catechine festgestellt werden. Gleichzeitig kommt zum Tragen, dass die Wirkung der Catechine durch die Kombination mit Koffein noch gesteigert werden kann.

**TIPP** Genießen Sie täglich 3 bis 4 Tassen koffeinhaltigen grünen Tee – das unterstützt die Gewichtsabnahme und das Wohlbefinden!

# ISOFLAVONE UND LIGNANE

Isoflavone und Lignane zählen zu den sogenannten Phytoöstrogenen. Diese sehen ähnlich aus wie Östrogen. Aufgrund dieser Ähnlichkeit können die Phytoöstrogene im menschlichen Körper an die Rezeptoren bestimmter Zellen andocken, an denen sich normalerweise körpereigene Östrogene festsetzen. Sie übernehmen dabei einfach ihre Funktion und wirken ähnlich wie Östrogen.

## Hormonähnliche Wirkung

Meist beschäftigen sich Frauen mit dem Thema Phytoöstrogene oder Östrogene erst mit dem Beginn der Wechseljahre. Dabei steht Östrogen nicht nur allein für die Regulierung des Zyklus der Frau, sondern es ist auch an vielen weiteren Körperprozessen beteiligt. So ist Östrogen an der Einlagerung von Kalzium in die Knochen beteiligt, sorgt für einen gesunden Schlaf, unterstützt den Cholesterinspiegel, greift regulierend in den Wasserhaushalt ein und regt das Zellwachstum an. Darüber hinaus ist es auch hilfreich bei Cellulitis und steuert einem Muskelabbau entgegen.

Im Gegensatz zum körpereigenen Östrogen ist die hormonelle Wirkung der Isoflavone, die durchaus erwünscht ist, bei Weitem nicht so stark wie die körpereigener Östrogene. Dennoch ist der gesundheitliche Vorteil für den Körper nicht von der Hand zu weisen.

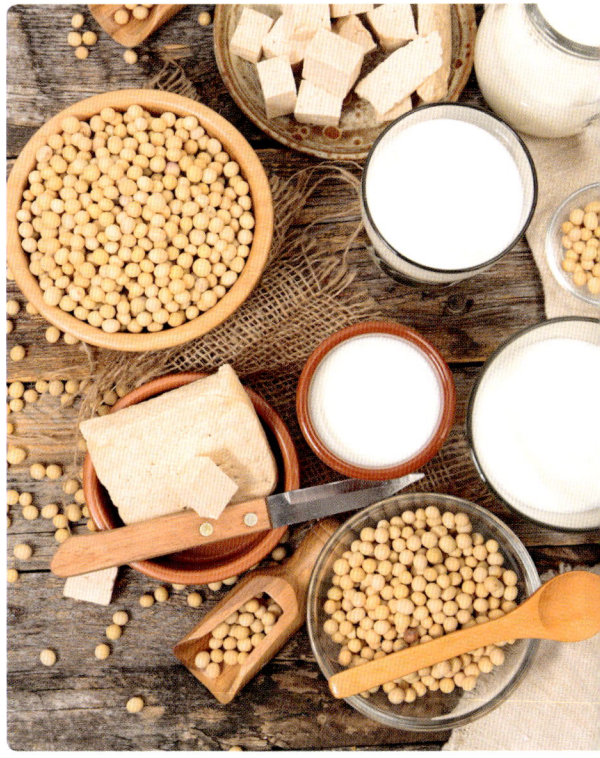

Sojaprodukte sind »Kraftpakete« – sie liefern reichlich Eiweiß, Ballaststoffe und sekundäre Pflanzenstoffe.

## Vorkommen

**Isoflavone** finden sich vor allem in Sojabohnen und daraus hergestellten Produkten. Dazu gehören z. B. Sojamilch, Miso, Tempeh und Tofu. Auch in Bohnen und Erbsen sind Isoflavone enthalten. **Lignane** stecken in Leinsamen, Kürbiskernen, Gerste, Roggen, Nüssen, Erdbeeren, Cranberrys, Brokkoli oder Oliven.

**MERKE** Die Phytoöstrogene aus fermentierten Produkten, wie beispielsweise aus traditionell produziertem Miso oder Tempeh, haben eine bessere Bioverfügbarkeit.

# KAPITEL 5

# DAS **BLOCKIERT** DIE **SIRTUINE**

Der Leistungsdruck steigt, alles dreht sich immer schneller. Unser Lebensrhythmus ist heute deutlich schneller als vor einigen Jahren. Meist können wir die Anspannung und den Stress im Alltag leider nicht ganz vermeiden.

Gleichzeitig sind wir starken Umweltbelastungen durch Autoabgase, Zigarettenrauch, Elektrosmog, UV-Strahlen oder Medikamente ausgesetzt. Das löst »oxidativen Stress« im Körper aus, und viele schädliche freie Radikale bilden sich – mit Gefahren für unsere Gesundheit.

## ANGRIFF AUF DIE KÖRPERZELLEN

Bei einem Zug an der Zigarette werden Milliarden von freien Radikalen eingeatmet. Aber auch andere Genussmittel wie Alkohol erhöhen die Anzahl freier Radikale. Ein bedeutender Auslöser für die Bildung freier Radikale und oxidativen Stress ist, wie in Studien gezeigt wurde, unsere Ernährungsweise. Dabei geht es nicht allein darum, dass wir viel zu viel essen, sondern eher um die Unausgewogenheit der Nahrungsmittelauswahl: zu viel Eiweiß, zu viel kurzkettige Kohlenhydrate aus Weißmehl, Weißmehlprodukten und Zucker. Aber auch ein Zuviel an Fertigprodukten und den darin enthaltenen Zusatzstoffen löst oxidativen Stress aus.

## Der Stoffwechselabfall

Freie Radikale sind Sauerstoffverbindungen, die uns in der Umwelt überall umgeben und auch in unserem Körper auf ganz natürlichem Weg im Stoffwechsel entstehen. Man unterscheidet zwischen **exogenen freien Radikalen**, die außen entstehen und die wir aufnehmen. Und es gibt **endogene freie Radikale** – sie entstehen im Körper.

## Lebenselixier Sauerstoff

Sauerstoff ist unerlässlich für die Energiegewinnung. Wir atmen Sauerstoff ein, und er gelangt via Lunge ins Blut. Die roten Blutkörperchen transportieren den Sauerstoff über die Blutbahnen in alle Zellen unseres Körpers. So gelangt er in die Mitochondrien, die Kraftwerke der Zelle. 80% des Sauerstoffs, den wir einatmen, wird von den Mitochondrien genutzt und in Zellenergie umgewandelt.
Bei der Verbrennung von Kohlenhydraten und Fetten entsteht u. a. Kohlendioxid. Dieses wird von den roten Blutkörperchen aufgenommen und zur Lunge transportiert, wo es schließlich abgeatmet wird. Bei diesem Prozess der Energiegewinnung in den Mitochondrien entstehen eine Vielzahl freier Radikale.

## Natürliche Angreifer

Die Bildung von freien Radikalen ist grundsätzlich ein natürlicher biologischer

### SAUERSTOFFRADIKALE

Sauerstoffradikale entstehen durch:

### Exogene Einflüsse

Umweltbelastung, Elektrosmog, Rauchen, Medikamente

### Endogene Einflüsse

Beim Ab- und Umbau von Nährstoffen – Kohlenhydrate, Fette und Eiweiß –, bei entzündlichen Prozessen und bei der Zellteilung. Freie Radikale entstehen in unserem Organismus also durch fast alle Stoffwechselvorgänge, an denen Sauerstoff beteiligt ist.

Prozess, den unser Körper auch für sich nutzt. Immunzellen z. B. nutzen das zellzerstörende Potenzial der freien Radikale zum Abtöten krank machender Keime wie z. B. Viren oder Bakterien. Außerdem können freie Radikale nicht mehr funktionierende, körpereigene Zellen unschädlich machen, bevor diese entarten oder sich unkontrolliert vermehren. Gleichzeitig sorgen körpereigene Enzymsysteme und Schutzmechanismen dafür, dass freie Radikale dort, wo sie nicht gebraucht werden, unschädlich gemacht werden.

## Äußerst aggressiv

Freie Radikale sind Sauerstoffverbindungen, denen in ihrer chemischen Struktur ein sogenanntes Elektron fehlt. Das macht sie sehr aggressiv und reaktionsfreudig.

## OXIDATIVER STRESS

Von oxidativem Stress spricht man, wenn mehr freie Radikale gebildet werden, als der Körper mit Hilfe der Antioxidanzien neutralisieren kann. Es entstehen hochreaktive Sauerstoffverbindungen, insbesondere bei gleichzeitiger Anwesenheit von Schwermetallionen, die man auch unter den Begriffen »Superoxid«, »Wasserstoffperoxid« oder »Hydroxyl-Radikal« kennt.

Sie versuchen also mit allen Mitteln, sich das fehlende Elektron zu beschaffen, und suchen sich dafür Kooperationspartner.

Im Körper finden sie ihre idealen Bindungspartner vor allem bei Körperzellen. Die Zellwand, die aus mehrfach ungesättigten Fettsäuren aufgebaut ist, bietet hervorragende Bindungsstellen, an die sich die freien Radikale heften können. Wenn sie dies tun, schädigen sie allerdings die Zellwand und schränken somit die Zellversorgung ein. Durch die auf diese Weise veränderte Zellwand wird sowohl die Nährstoffaufnahme in die Zellen als auch der Abtransport der Stoffwechselendprodukte aus den Zellen blockiert.

Des Weiteren können freie Radikale, die durch Umweltgifte entstehen und schließlich von außen in unseren Körper gelangen, die DNA unserer Zellen schädigen, Enzyme inaktivieren und die Bildung körpereigener Proteine hemmen. All das trägt dazu bei, dass das Abnehmen schwerfällt, denn der Stoffwechsel läuft nicht optimal.

## Freie Radikale rauben den Lebensraum der Sirtuine

Schließlich können freie Radikale im übertragenen Sinne ein mittleres Erdbeben im Körper anrichten, bei dem kein Stein auf dem anderen bleibt. In der Folge können die wertvollen Sirtuine, die – wie wir wissen – viele metabolische Prozesse beeinflussen, nicht mehr produziert, geschweige aktiviert werden. Denn ihre »Behausung« – die Zellen – ist zerstört. Alle großen Veränderungen des Körpers, wie z.B. Abnehmen oder Muskelaufbau, sind »auf Eis gelegt« und können nicht vonstattengehen.

## Die Retter der Zelle

Vor diesem »GAU« muss der Körper, müssen die Zellen geschützt werden. Zum Glück ist unser Organismus sehr intelligent, denn er hat Mittel und Wege gefunden, sich gegen diese freien Radikale zu schützen.

Die Lösung: Antioxidanzien! Sie können freie Radikale abfangen und unschädlich machen. Antioxidativ wirken z.B. Vitamin C, Vitamin E, Selen, Zink, Polyphenole und Coenzym Q10. Diese Antioxidanzien kann der Körper, mit Ausnahme von Coenzym Q10, nicht selbst herstellen, sie müssen mit der täglichen Nahrung aufgenommen werden.

Die Wirkungsweise der Antioxidanzien ist relativ simpel. Sie geben den freien Radikalen freiwillig das, was die sich sonst woanders um jeden Preis holen – ein Elektron. Durch die Abgabe des Elektrons werden die Antioxidanzien jedoch nicht, wie man vielleicht vermuten könnte, selbst zum freien Radikal. Nein, »verbrauchte« Antioxidanzien können durch andere Antioxidanzien wieder reaktiviert werden und erneut in den »Ring« steigen. Je mehr freie Radikale entstehen, desto höher ist der Bedarf an Antioxidanzien. Daher ist es von der Natur sehr genial eingerichtet, dass wir über eine Vielzahl an Radikalfängern verfügen können. Sie sind nämlich in unterschiedlichen Nahrungsmitteln enthalten, wie z. B. Gemüse, Obst, Olivenöl, Tee oder auch in Schokolade und Rotwein.

**TIPP** Essen Sie öfter mal eine Portion Rohkost, denn einige der freien Radikalfänger, wie Vitamin C und E, die reichlich in Obst und Gemüse enthalten sind, sind hitzeempfindlich und würden beim Kochen zerstört werden.

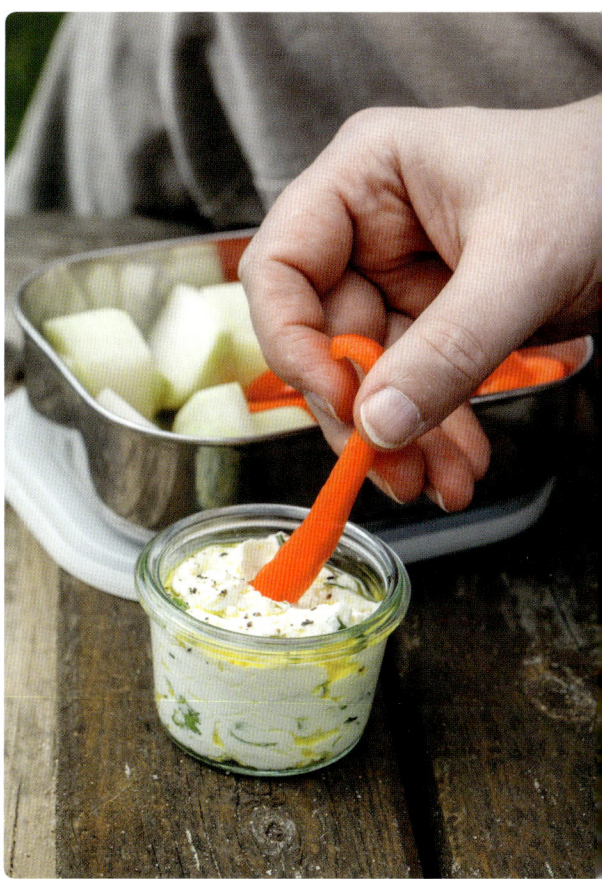

Rohkost dippen – das schmeckt der ganzen Familie und bringt Vitalstoffe in Hülle und Fülle.

## Überall sind sie zu finden

Ohne Zellen ist kein Leben möglich; daher ist es die oberste Priorität, die Körperzellen gegen alle Angriffe sowohl von außen als auch von innen zu schützen. Die Antioxidanzien sind sozusagen die Schutzmacht der Zelle.

Antioxidanzien findet man bevorzugt bei den Stoffgruppen Vitamine, Spurenelemente, sekundäre Pflanzenstoffe und auch bei den Coenzymen. Jetzt taucht vielleicht die Frage auf, warum die Helfer aus so verschiedenen Bereichen kommen. Des Rätsels Lösung ist ganz einfach: Freie Radikale arbeiten an unterschiedlichen Wirkungsorten unter verschiedenen Voraussetzungen. Während Vitamin A und C die Zellwand vor freien Radikalen schützen, patrouillieren Selen und Zink im Zytoplasma. Coenzym Q10 fängt die freien Radikale, die bei der Verbrennung von Kohlenhydraten und Fetten in den Mitochondrien entstehen, ab. Die Polyphenole arbeiten im Zellkern und schützen die DNA.

# UMWELTBELASTUNG –
## SCHWERMETALLE

Schwermetalle sind Bestandteile der Erdkruste und sind in Spuren in der Luft, die wir atmen, in Nahrungsmitteln oder auch im Wasser enthalten. Wir nehmen Schwermetalle außerdem über die Haut, Schleimhaut oder Atemwege auf; schließlich werden sie über die Blutbahn durch den ganzen Körper transportiert.

Sie sind chemische Elemente, die im Körper nicht abgebaut werden können, sondern in Leber, Nieren, Muskeln, Skelett und Fettgewebe gespeichert werden. Einige Schwermetalle, wie z. B. Kupfer, Eisen, Zink, Mangan und Molybdän, sind für den menschlichen Organismus lebensnotwendig. Sie werden in geringen Mengen benötigt zur Synthese von Enzymen bzw. sind selbst Bestandteile von Enzymen. Andere Schwermetalle, wie z. B. Arsen, Blei, Cadmium und Quecksilber, sind bereits in kleinen Dosen giftig für den Organismus.

### So wirken Schwermetalle

Schwermetalle können den Stoffwechsel der Zelle empfindlich stören. Sie haben nämlich die Eigenschaft, sich an Schwefel zu binden. Die Krux dabei ist, dass man Schwefel im gesamten menschlichen Körper findet, denn er ist in erster Linie ein natürlicher Bestandteil von Proteinen, die wiederum Hauptbestandteile der Enzyme sind. Das hat zur Folge, dass Schwermetalle diese Enzyme blockieren können.

So werden z. B. die Transportvorgänge durch die Zellmembranen unterbrochen. Schwermetalle, die in das Zellinnere gelangen, setzen sich in den verschiedenen Zellbestandteilen ab und hemmen die Aufnahme von Spurenelementen, wie z. B. Zink und Eisen. Die natürliche Zellfunktion und Zellleistung wird durch diese »Mangelversorgung« immer weiter eingeschränkt. Besonders betroffen von der Schwermetallbelastung sind die Mitochondrien, die nicht mehr in der Lage sind, Kohlenhydrate bzw. Fette vollständig zu verbrennen und Energie zu produzieren. Schwermetalle sind mitverantwortlich für Schäden an der DNA, weil sie die Reparaturenzyme des Zellkerns behindern, die in der Lage wären, die DNA-Schäden auszubessern.

### Wie kommt es dazu?

Schädliche Schwermetalleinlagerungen resultieren aus einem unausgeglichenen Mineralstoffhaushalt. Niedrige Kalzium-, Phosphat-, Zink- und Selenwerte begünstigen die Aufnahme der Giftstoffe in die Zelle. Insbesondere ein Mangel an Selen und Zink fördert die unerwünschte Einlagerung. Zink und Selen aktivieren das Enzymsystem und beschleunigen sogar die Ausleitung.

Anders gesagt: Stimmt der Mineralstoffhaushalt, haben Schwermetalle keine Gelegenheit, in die Zellen einzudringen. Körperzellen können unter starker Schwermetallbelastung absterben, da sie nicht mehr richtig versorgt werden.

## Schwer- und Leichtmetall-vorkommen

**ALUMINIUM** Es kommt überall in der Natur in vielen Gesteinen vor und wird so von Mensch und Tier über die Nahrung aufgenommen und gespeichert. Des Weiteren nehmen wir durch Verpackungsmaterialien (Alufolie, Joghurtdeckel) und Zusatzstoffe in Lebensmitteln, z. B. Aluminiumsilikate in Speisesalz, in Gebäck oder in Backtriebmitteln, Aluminiumverbindungen auf. Aluminium wird auch häufig in der Kosmetikindustrie eingesetzt. Es verhindert das Verklumpen von Cremes, Lippenstiften oder Sonnencreme. Auf diesem Weg nimmt der gut eingecremte Körper leider reichlich schädliches Aluminium über die Haut auf.

**BLEI** Blei ist das Schwermetall, mit dem unsere Luft, Böden und das Wasser am meisten belastet sein können. Hauptverursacher hierfür ist heute die Industrie. Daher kann man in vielen Lebensmitteln spurenweise Blei nachweisen, unabhängig davon, ob es sich um Bio- oder konventionell angebaute Lebensmittel handelt. Immer noch gibt es in sehr alten Häusern Bleileitungen, durch die Blei auch ins Trinkwasser gelangt.

**CADMIUM** Zigarettenrauch ist die Hauptursache für die Aufnahme von Cadmium; es wird teilweise auch in der Industrie verwendet, z. B. bei der Herstellung von Batterien und bleifreiem Benzin. Cadmium reichert sich manchmal in Lebensmitteln sogar über den Grenzwerten an.

**QUECKSILBER** Fische und Meeresfrüchte können mit Quecksilber belastet sein, das jedoch nur schwer im Körper aufgenommen wird. Als einer der Hauptverursacher für die Quecksilberbelastung im Körper wird Amalgam aus Zahnfüllungen genannt.

## HOHER **INSULINSPIEGEL** UND HEISSHUNGER

Über die Nahrung nehmen wir täglich Kohlenhydrate auf, die während der Verdauung in ihren kleinsten Baustein, die Glukose, abgebaut werden. Glukose gelangt dann über die Darmzellen ins Blut, woraufhin der Blutzuckerspiegel ansteigt. Dies ist das Signal für die Bauchspeicheldrüse, Insulin auszuschütten.

Seefische und Meeresfrüchte sind häufig mit Schwermetallen belastet. Ein Verzicht muss dennoch nicht sein. Kombinieren Sie mit löslichem Ballaststoff Pektin aus Äpfeln oder Sonnenblumenkernen. So reduzieren Sie die Aufnahme von Schwermetallen deutlich.

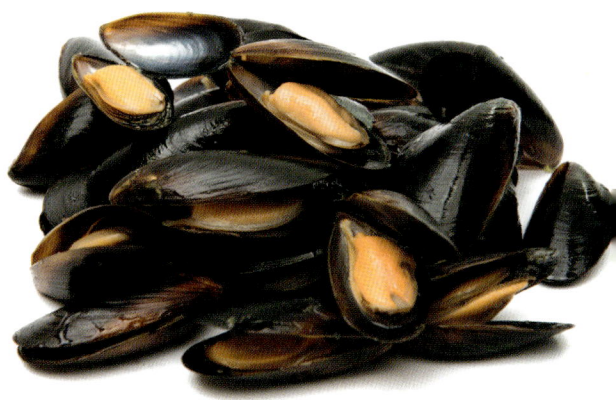

## SO REDUZIEREN SIE DIE SCHWERMETALLAUFNAHME

> Waschen Sie Obst und Gemüse vor dem Verzehr gründlich. Besprühen Sie es eventuell mit einer Mischung aus Zitronensaft, Essig und Wasser. Lassen Sie das Ganze 10 bis 15 Minuten einwirken und waschen es mit klarem Wasser ab.

> Bevorzugen Sie Zuchtpilze, die üblicherweise weniger Schwermetalle enthalten als Wildpilze.

> Innereien sollten nur gelegentlich verzehrt werden.

> Leinsamen können erhebliche Mengen an Cadmium enthalten. Also sollten Sie möglichst ganze Körner zu sich nehmen. Denn bei gemahlenem oder geschrotetem Leinsamen kann das Cadmium leicht vom Körper aufgeschlossen werden.

> Lebensmittel, die mit Schwermetallen belastet sein können, wie z. B. Seefisch, sollten Sie immer in Verbindung mit dem Ballaststoff Pektin verzehren. Pektin ist vor allem in Äpfeln mit Schale, Birnen, Sonnenblumenkernen oder Quitten enthalten.

> Achten Sie auf einen ausgeglichenen Mineralstoffhaushalt, d. h. nehmen Sie reichlich Kalzium, Zink und Selen zu sich. Sie finden dieses in Nüssen, Haferflocken, Hülsenfrüchten, Fleisch, Sesam und Gemüse.

## Insulin – wenn der Türöffner blockiert

Insulin ist ein Hormon, das unseren Blutzuckerspiegel auf einem gesunden Level hält. Wie geschieht das? Insulin öffnet der Glukose, also der Energie, die Tür zu den Zellen. Ist zu viel Glukose dort, kann sie unter Insulineinfluss in die Speicherform Glykogen überführt werden. Und sollte der Fall eintreten, dass schnell Energie benötigt wird und keine Nahrungsaufnahme möglich ist, sorgt Insulin dafür, dass die Speicherform wieder in Glukose umgewandelt wird. Durch diesen Wirkmechanismus wird der Blutzuckerspiegel relativ konstant gehalten.

Leider ist es aber so, dass im Stoffwechselprozess nicht immer alles nach Plan läuft.

Unser Körper ist ein Wunderwerk der Natur. Alle Körperfunktionen sind miteinander vernetzt. Ist jedoch eine Körperfunktion nicht mehr im Gleichgewicht, kann dies auch an anderen Stellen zu Störungen führen. Bei einem aus dem Gleichgewicht geratenen Zuckerhaushalt reichert sich beispielsweise zu viel Glukose in Blut und Urin an, weil die Zellen nicht mehr auf das Insulin reagieren. Insulin schafft es nicht mehr, die Zellen zu öffnen und die Glukose dort unterzubringen. Der Körper weiß sich nicht anders zu helfen und schüttet daraufhin immer mehr Insulin aus, um die Zellen doch noch dazu zu bewegen, ihre Schleusen zu öffnen und die Glukose aufzunehmen. Leider ohne Erfolg! Ist dieser Mechanismus erschöpft, spricht man von einer Insulinresistenz, d.h. der Insulinspiegel ist dauerhaft erhöht. Das Problem dabei: Nach einer kohlenhydratreichen Mahlzeit steigt der Insulinspiegel extrem stark an und wirkt sich ungünstig auf unsere Gesundheit aus. Denn ein hoher Insulinpegel im Blut blockiert den Fettabbau und begünstigt den Fettaufbau – ein »Horror« für alle, die Fett loswerden wollen. Wer Gewicht reduzieren möchte, kommt am Insulin nicht vorbei – es muss gesenkt werden.

# FOXA2 – DAS FETTVERBRENNUNGSENZYM

Im menschlichen Körper gibt es einen molekularen Schalter, ein Eiweiß namens FoxA2, das einen komplizierten Regelkreis mit Dutzenden von Botenstoffen an- oder abschaltet. Entdeckt und beschrieben wurde dieser Wirkmechanismus erstmals von Wissenschaftlern der ETH (Eidgenössische Technische Hochschule) Zürich. Sie fanden durch Versuche mit Mäusen heraus, dass das FoxA2 im engen Zusammenhang mit dem Bewegungsdrang und der Nahrungssuche steht. Man stellte fest, dass fettleibige Mäuse im Vergleich zu ihren schlankeren Artgenossen faul und träge waren – und dies unabhängig davon, ob sie gefüttert wurden oder nicht. Beim näheren Hinschauen stieß man dann darauf, dass das FoxA2 bei den übergewichtigen Mäusen inaktiv war. Die Ursache liegt in unserem Schlüsselhormon Insulin, das bei den fettleibigen Mäusen, wie im Übrigen auch bei übergewichtigen Menschen, erhöht ist. Insulin scheint das FoxA2-Enzym zu blockieren.

FoxA2 kommt in der Leber vor, wo es die Fettverbrennung reguliert. Es gibt das Signal, das den Stoffwechsel auf Fettverbrennung umstellt und die gespeicherten Fettsäuren aus den Fettzellen mobilisiert. Wird FoxA2 jedoch inaktiviert, werden keine Fettsäuren verbrannt und in sogenannte Ketonkörper umgewandelt, die z. B. Muskel und Herz als »Futter« für ihre Energieproduktion benötigen. Fehlt Insulin, wie dies z. B. auch im nüchternen Zustand während einer Fastenzeit der Fall

## SO HALTEN SIE IHREN INSULINSPIEGEL IN SCHACH

> Verzehren Sie ballaststoffreiche Lebensmittel, wie z. B. Gemüse, Vollkornprodukte oder Äpfel. So werden die Kohlenhydrate nur langsam aufgenommen; der Insulinspiegel steigt nur allmählich an.

> Bevorzugen Sie gesunde, mehrfach ungesättige Fettsäuren, wie sie in Fisch, Lein- oder Rapsöl oder auch in Walnüssen enthalten sind.

> Verwenden Sie Gewürze wie Zimt, Kurkuma oder Ingwer zum Abschmecken der Speisen. Sie wirken sich positiv auf den Insulinspiegel aus. Und vermeiden Sie Stress.

ist, ist FoxA2 umso aktiver. In dem Versuch zeigte sich auch, dass die Tiere, bei denen FoxA2 aktiv war, einen extrem starken Bewegungsdrang hatten. Sie verloren zudem mehr Fettgewebe und bauten mehr Muskelmasse auf. Ihr Zucker- und Fettstoffwechsel lief auf Hochtouren, und ihre Blutwerte verbesserten sich deutlich.

## FoxA2 steuert den Bewegungsdrang

Das ständig verfügbare Essen ist für unseren Stoffwechsel Gift. Besonders die einfachen Zucker, die in Cola und anderen Softdrinks oder in Snacks enthalten sind, jagen den Insulinspiegel in die Höhe. Und genau diese permanent erhöhten Insulinspiegel schalten FoxA2 ab. Dadurch kommt nicht nur die Fettverbrennung zum Erliegen, sondern auch ein weiterer Signalweg, der uns zu spontaner Bewegung motiviert. FoxA2 kommt nämlich auch im Gehirn vor und kurbelt dort die Produktion von Orexin an. Orexin, ebenfalls ein Eiweißstoff, ist für die erhöhte Aufmerksamkeit und den spontanen Bewegungsdrang verantwortlich.

Vielleicht haben Sie selbst auch schon einmal die Erfahrung gemacht, als Sie das letzte Mal eine Diät gemacht haben: Nachdem Sie sich einige Zeit bewusster ernährt haben und dabei das eine oder andere Kilo verloren haben, schlich sich auch die Lust auf Bewegung ganz heimlich wieder ein. Laufen, Radfahren oder mit den Kindern toben – man könnte annehmen, allein die Gewichtsabnahme sei für den erhöhten Tatendrang verantwortlich.

Tatsächlich sind es aber die Sirtuine, die die Enzyme und ihre Aktivität anheizen.

Die Sirtfood-Diät funktioniert so einfach wie genial: Sie ist so konzipiert, dass sich der Insulinspiegel durch längere Essenspausen auf niedrigerem Niveau einpendelt. Gleichzeitig nehmen wir durch die leckeren Mahlzeiten ausreichend sekundäre Pflanzenstoffe auf. Beides sind die Grundvoraussetzungen für die Aktivität der Sirtuine. Sie sind es nämlich, die das FoxA2-Enzym zur Aktivität anregen. Und so entpuppt sich das Abnehmen mit einem Schlag zu einem der einfachsten Vorhaben überhaupt – ohne schweißtreibende Fitnesseinheiten, ohne dauernd Kalorien oder Fettpunkte zählen zu müssen. Es werden vielmehr die körpereigenen Enzyme ins Rennen geschickt, und die Belohnung dafür ist eine gute Figur. Was will man mehr? Probieren Sie es aus, Sie sind es sich wert!

Wenn Sie – als Coach-Potatoe – nach den ersten zwei Wochen der Sirtfood-Diät plötzlich den Wunsch verspüren, sich zu bewegen, dann sind Sie nicht krank oder vertragen die Sirtfood-Diät nicht! Dann gibt Ihnen Ihr Körper ein ganz klares Signal: »Sie haben alles richtig gemacht!« Denn jetzt sind die Enzyme in vollem Gang und fangen an, ihren normalen Rhythmus zu finden und zu arbeiten. Und Sie dürfen und sollen auch dem Bedürfnis nach Bewegung ruhig nachgehen – natürlich nur in der Intensität, mit der Sie sich wohlfühlen.

# KAPITEL 6

# DIE VIELFALT DER SIRTFOODS

Die sekundären Pflanzenstoffe Polyphenole spielen bei der Wirkung der Sirtfoods eine zentrale Rolle. Neben Rotwein liefern noch viele weitere Lebensmittel diesen wunderbaren Stoff, der unsere Pfunde schmelzen lässt.

Erdnüsse, Beeren wie Him-, Erd- und Heidelbeeren, Kakao, Schokolade, Olivenöl, grüner Tee und Rotwein liefern viele Polyphenole, die sich – in Maßen genossen – positiv aufs Wohlbefinden auswirken. Sirtfoods zum Genießen und Abnehmen!

## ROTE WEINTRAUBEN

Weintrauben gehören mit zu den beliebtesten Obstsorten und bieten eine Reihe von gesundheitlichen Vorteilen. Insbesondere die roten Weintrauben enthalten viel Kalium, das wichtig ist für alle Körperzellen, besonders aber für Muskulatur und Nerven. Sie liefern reichlich Vitamine wie **Folsäure** und **Vitamin B6**, die den Stoffwechsel kräftig unterstützen. Durch ihren Gehalt an **organischen Fruchtsäuren** und **Salizylsäure** helfen sie mit, dass der Körper entsäuern und entgiften kann, denn diese Säuren schwemmen überschüssiges Wasser aus den Geweben aus.

Auch die Fettverbrennung wird nach dem Verzehr von roten Weintrauben kräftig angekurbelt. Zum einen ist es das Resveratrol, das anheizt. Aber auch die besondere **Kombination aus Fruchtsäuren**, **Jod** und **Mangan**, die in Weintrauben ebenfalls ausreichend vorhanden ist, beschleunigt die Fettverbrennung

Neben Resveratrol enthalten rote Weintrauben auch die sogenannten Oligomeren Procyanidine (**OPC**). OPC spielen eine wichtige Rolle für die Bildung des Kollagens in der Haut, im Bindegewebe und den Gefäßwänden und sichern somit deren Elastizität. Deshalb setzt man den Wirkstoff auch in der Kosmetikherstellung ein. OPC aktivieren den gesamten Organismus und können die Wirkung der Vitamine C und E sogar bis um das Zehnfache steigern – das stärkt das gesamte Immunsystem. OPC überwinden sogar die Blut-Hirn-Schranke und fördern die Versorgung der Gehirnzellen.

**TIPP** Für den aufkommenden Süßhunger und zur Vermeidung von Heißhungerattacken greifen Sie zu Weintrauben – der hohe Fruchtzuckeranteil lindert die Naschsucht und erleichtert das Durchhalten während der Diät.

# ERDNÜSSE

Erdnüsse wurden einst als »Dickmacher« und »Kalorienbomben« verkannt. »Der Figur zuliebe nur nicht zu viel davon essen« war lange Zeit die Devise. Da klingen Ratschläge wie »Essen Sie täglich eine Handvoll Nüsse« jetzt wohl etwas befremdlich. »So viel!?« oder »unnötige Kalorien« wird sich hier so manch einer denken.

Doch wissenschaftliche Studien haben inzwischen den Beweis erbracht, dass Nüsse, egal, ob Erdnüsse, Walnüsse, Mandeln oder Cashewkerne, keinesfalls zu verachten sind. Sie haben einen positiven Einfluss auf die Blutfettwerte, wirken sich günstig auf den Cholesterinspiegel aus und schützen vor Altersdiabetes oder Herz-Kreislauf-Erkrankungen. Wissenschaftler gehen derzeit verstärkt der Frage nach, auf welchen Inhaltsstoffen die günstigen Wirkungen genau beruhen.

## Jede Menge gute Fette

Tatsache ist, dass alle Nüsse Fett enthalten – im Durchschnitt zwischen 35 und 70 %. Das bedeutet, dass 100 Gramm Nüsse genauso viel Fett liefern wie 6 Esslöffel Butter. Also doch! Viel zu viel Fett, das kann kein Lebensmittel zum Abnehmen sein! Oder etwa doch? Ja! Denn das Fett aus Nüssen und Kernen setzt sich, im Gegensatz zu Butter, aus einem hohen Anteil an wertvollen ungesättigten Fettsäuren zusammen. Die Erdnuss enthält vornehmlich die Omega-6-Fettsäure (Linolsäure), die u. a. für eine weiche und geschmeidige Haut von Bedeutung ist.

## Auch Erdnüsse machen glücklich

Ernährungsphysiologisch ist die Erdnuss aufgrund ihres hohen Ballaststoff- und Eiweißgehalts sehr wertvoll. Hervorzuheben ist hier die essenzielle Aminosäure

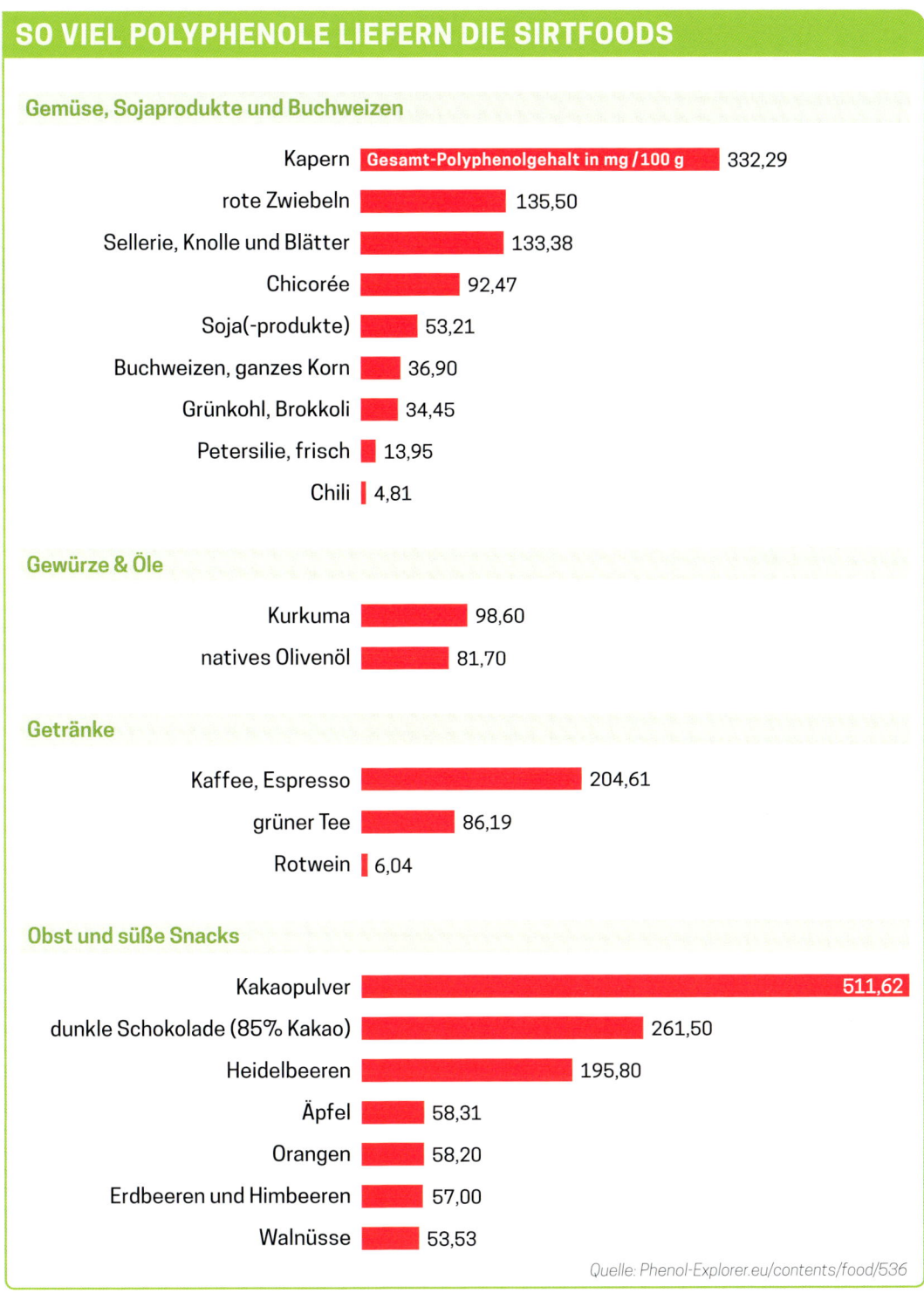

## SO VIEL POLYPHENOLE LIEFERN DIE SIRTFOODS

### Gemüse, Sojaprodukte und Buchweizen

| | Gesamt-Polyphenolgehalt in mg / 100 g | |
|---|---|---|
| Kapern | | 332,29 |
| rote Zwiebeln | | 135,50 |
| Sellerie, Knolle und Blätter | | 133,38 |
| Chicorée | | 92,47 |
| Soja(-produkte) | | 53,21 |
| Buchweizen, ganzes Korn | | 36,90 |
| Grünkohl, Brokkoli | | 34,45 |
| Petersilie, frisch | | 13,95 |
| Chili | | 4,81 |

### Gewürze & Öle

| | | |
|---|---|---|
| Kurkuma | | 98,60 |
| natives Olivenöl | | 81,70 |

### Getränke

| | | |
|---|---|---|
| Kaffee, Espresso | | 204,61 |
| grüner Tee | | 86,19 |
| Rotwein | | 6,04 |

### Obst und süße Snacks

| | | |
|---|---|---|
| Kakaopulver | | 511,62 |
| dunkle Schokolade (85% Kakao) | | 261,50 |
| Heidelbeeren | | 195,80 |
| Äpfel | | 58,31 |
| Orangen | | 58,20 |
| Erdbeeren und Himbeeren | | 57,00 |
| Walnüsse | | 53,53 |

*Quelle: Phenol-Explorer.eu/contents/food/536*

**Tryptophan**, die der Körper für die Serotoninbildung benötigt und uns einen erholsamen und ruhigen Schlaf ermöglicht. Der sekundäre Pflanzenstoff **Resveratrol** befindet sich in der dünnen braunen Samenhaut, die die Erdnuss umgibt. Daher sollte man Erdnüsse mit Schale bevorzugen und nicht die weniger empfehlenswerten gesalzenen und in zusätzlichem Fett gerösteten Erdnüsse wählen.

zugesetzt wurden. Durch das Verarbeiten der Früchte nehmen zwar Vitamin- und Mineralstoffgehalte ab, auf Polyphenole allerdings muss man keine Rücksicht nehmen. Sie bleiben bei Erhitzen, Einfrieren oder sonstigen Verarbeitungsschritten weitgehend stabil, sodass sie auch in getrockneter und pulverisierter Form noch ihre volle Wirkung entfalten können. Egal in welcher Form – Beeren unterstützen kräftig das Abnehmen.

# BEEREN

Schon lange werden Beeren besonders bei Diäten empfohlen. Denn sie bestechen durchweg mit ihrem geringen Kaloriengehalt. So schlagen 100 g Beeren im Durchschnitt mit lediglich 45 kcal zu Buche. Doch wir wissen es genauer: Es ist nicht allein die geringe Kalorienmenge, die dabei hilft, erfolgreich ein paar Pfunde zu verlieren. Tatsächlich liegt der Abnehmerfolg am hohen Gehalt an Polyphenolen. Gleichzeitig bestechen Beeren durch ihren Reichtum an Vitalstoffen, die unsere Gesundheit ganz allgemein stärken.

**TIPP** Alle Beeren, ob Erd-, Him-, Heidel- oder Brombeeren, haben leider nicht ganzjährig Saison. Um dennoch möglichst lange in den Genuss der Beeren zu kommen, frieren Sie sie während der Saison einfach ein. Sie können Beeren auch getrocknet und pulverisiert kaufen. Allerdings sollten Sie dann darauf achten, dass keine Süßungsmittel in Form von Süßstoffen, Zucker oder sonstige Zusatzstoffe

# HIMBEEREN

Schon die Steinzeitmenschen schätzten die Himbeere, und in der Antike wurde sie nicht nur als Nahrungsmittel, sondern besonders auch als Heilpflanze bei Blasen- und Nierenleiden, Sodbrennen und Verdauungsstörungen eingesetzt.
Kein Wunder! So strotzt doch die rote Beere nur so vor wertvollen Inhaltsstoffen. **Vitamine**, wie z. B. Provitamin A, Vitamin C und Vitamin B, sowie Mineralstoffe wie Magnesium und Kalium zeichnen die Himbeere aus. Aber damit noch nicht genug. Auch der Gehalt an **Eisen** und **Kalzium** ist sehr bemerkenswert; z. B. enthalten 250 g Himbeeren rund 100 mg Kalzium. Das ist etwa so viel wie in 100 ml Milch oder 20 g Käse. 1 Portion Himbeeren (150 g) und 200 g Naturjoghurt decken 1/3 des Tagesbedarfs an Kalzium (ca. 310 mg). Die kleinen Beeren enthalten auch den löslichen Ballaststoff **Pektin**, der sich besonders positiv auf Magen und Darm auswirkt.

## Himbeeren hemmen Entzündungen

Himbeeren zeichnet zudem aus, dass sie eine Vielzahl an sekundären Pflanzenstoffen liefern, die vor freien Radikalen schützen. Himbeeren liefern auch Enzyme, die Entzündungen hemmen und den Fettstoffwechsel ankurbeln. Das Himbeerketon, eine phenolische Verbindung, die für den aromatischen Duft der Früchte verantwortlich ist, ist bereits seit 2005 für die positive Wirkung auf den Fettstoffwechsel bekannt.

Japanische Forscher zeigten im Tierversuch, dass bei Nagetieren, die über mehrere Wochen mit fettreichem Futter und Himbeerketonen gefüttert wurden, keine Gewichtszunahme erfolgte. Dagegen legten die Tiere der Vergleichsgruppe, deren Nahrung gleich kalorisch war und den gleichen Fettgehalt aufwies, jedoch frei von Himbeerketonen war, an Gewicht zu; besonders das Bauchfett nahm zu.

Durch die Himbeerketone wird die Produktion von Adiponektin erhöht, das sowohl am Fett- wie auch am Glukosestoffwechsel maßgeblich beteiligt ist.

## ERDBEEREN

Erdbeeren können Sie unbeschwert genießen, da sie zu rund 90 % aus Wasser bestehen und mit ihren rund 32 kcal pro 100 g die idealen Schlankmacher schlechthin sind.

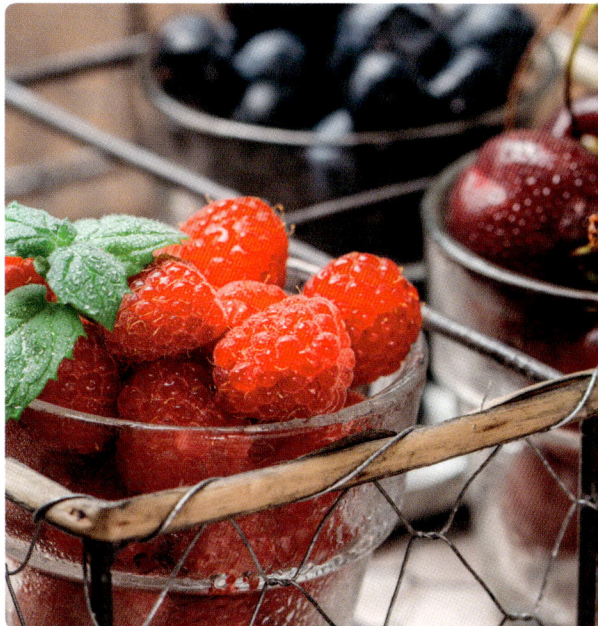

Beeren lindern Entzündungen, regeln die Verdauung und sorgen für eine gute Figur.

Aber sie sind nicht nur wegen ihres geringen Kaloriengehalts ein wertvolles Nahrungsmittel, sondern haben durchaus auch heilende Wirkung. Der hohe Gehalt an **Salizylsäure** wirkt sich günstig auf entzündliche Beschwerden aus. Insbesondere bei Hautproblemen, wie z. B. Akne, wirkt Salizylsäure antibakteriell und entzündungshemmend. Deshalb setzt man auch frischen Erdbeersaft gegen Pickel ein. Hierfür einfach den Pickel mehrmals mit frischem Erdbeersaft betupfen und einwirken lassen.

## Das steckt drin

Ernährungsexperten lieben Erdbeeren aufgrund ihres Vitamin- und Mineralstoffreichtums. So enthalten sie z. B. mehr Vitamin C als Zitrusfrüchte, und auch die Mengen der Vitamine B1, B2, E, K, Betacarotin, Niazin und Folsäure sind nicht zu verachten. Bezüglich der Mineralstoffe ist die Erdbeere ein guter Lieferant für Eisen, Magnesium, Kalzium und Kalium. Kalium aktiviert die Nieren und begünstigt dadurch die Entwässerung und Entschlackung des Körpers.

Weniger bekannt ist, dass Erdbeeren **Asparaginsäure** enthalten. Asparaginsäure, auch in Spargel enthalten, wirkt insgesamt anregend auf den Stoffwechsel.

Auch zahlreiche **Polyphenole** liefert die Erdbeere: Quercetin, Kaempferol, Catechin und Anthocyane. Da ist es kein Wunder, dass diesen Beeren eine besondere Rolle im Organismus zuteilwird. Der hohe Anteil an Antioxidanzien beugt nicht nur Entzündungen vor, sondern verhindert auch den Abbau von Zellen durch den sogenannten oxidativen Stress (vgl. auch Seite 54ff.).

Kleine Beeren mit viel Power – Heidelbeeren sind wahre Fatburner!

Die Anthocyane erhöhen ebenso die körpereigene Produktion des Hormons **Adiponektin**; ein weiterer Grund, warum Erdbeeren zur Sirtfood-Diät gehören! Adiponektin regt nämlich den Stoffwechsel an, dämpft den Appetit und macht das Abnehmen (noch) leichter.

# HEIDELBEEREN

Das Besondere an Heidelbeeren ist, dass ihre wirksamen Inhaltsstoffe sowohl in den Heidelbeerblättern als auch in den Früchten zu finden sind. Blätter und Früchte enthalten **Gerbstoffe**, **Flavonoide**, **Rutin** und **organische Säuren**. Außerdem stecken in ihnen **Anthocyane** und jede Menge **Eisen**, **Kalium**, **Zink** und **Chrom**. Doch damit nicht genug. Frische Früchte liefern reichlich **Vitamin C**, **B-Vitamine** und **Betacarotin**. Mit 200 g Heidelbeeren täglich kann, laut Untersuchungen der US-Universität Michigan, der Bauchumfang deutlich reduziert werden. Ausschlaggebend hierfür ist die Fülle an sekundären Pflanzenstoffen, die die Heidelbeeren vorweisen können, insbesondere Anthocyane und Polyphenole, die die Sirtuine anregen, die wiederum den Muskelaufbau und Fettabbau zum Laufen bringen.

Der hohe Anteil an Gerbstoffen, **Tanninen**, in getrockneten Heidelbeeren kann darüber hinaus bei leichten Durchfallerkrankungen wertvolle Hilfe leisten. Denn die Gerbstoffe binden Eiweißmoleküle, die sich an die Schleimhaut heften. Das sorgt für ein Zusammenziehen der Schleimhautoberfläche und verhindert, dass Erreger einerseits in die Darmschleimhaut gelangen, andererseits wird erschwert, dass Nährstoffe und Wasser verloren gehen.

Die **Anthocyane** der Heidelbeere sollen sich auch positiv auf den Gehirnstoffwechsel und die Gedächtnisleistung auswirken. Denn Anthocyane regen laut wissenschaftlichen Studien die Bildung neuer Gehirnzellen an und aktivieren die Informationsübertragung zwischen den Neuronen.

# GRÜNKOHL & CO.

Der Grünkohl, der lange Zeit ein Mauerblümchendasein fristete, erlebt gerade wieder eine Renaissance. Dabei wurde er bereits im 3. Jahrhundert v. Chr. in Griechenland erwähnt und galt auch bei den Römern als Delikatesse.

Grünkohl ist zwar optisch nicht unbedingt ein Hit und weist beim Kochen einen etwas strengeren Geruch auf (der durch die enthaltenen Schwefelverbindungen verursacht wird). Trotzdem ist er der Megastar und Alleskönner unter den Kohlsorten.

## Grün und gut

Grünkohl verbucht den höchsten **Vitamin-C-Gehalt** für sich und liefert ordentliche Mengen an den **Vitaminen A und K**, an **Kalzium**, **Eiweiß**, **Lutein**, **Bitterstoffen**

und **sekundären Pflanzenstoffen**. Wissenschaftler behaupten sogar, dass im Grünkohl mindestens 45 verschiedene Flavonoide, darunter besonders Kaempferol und **Quercetin**, enthalten sind. Dadurch – und mit seinen **Omega-3-Fettsäuren** – wirkt er entzündungshemmend, kann Krebs vorbeugen, stärkt die Sehkraft und hilft der Verdauung auf die Sprünge.

Für die Fettverbrennung und die Gewichtsabnahme ist Grünkohl ein wahres Highlight, da die vielen sekundären Pflanzenstoffe die Stoffwechselturbos Sirtuine verstärkt aktivieren. Gleichzeitig liefert Grünkohl trotz seiner Nährstoffdichte kaum Kohlenhydrate, und die **Bitterstoffe** bremsen den Heißhunger auf Süßes.

Grünkohl ist ein Wintergemüse. Dies scheint auch zu erklären, warum Kohlgemüse insgesamt so reich an Vitalstoffen ist. Denn die Vitamine, Mineralstoffe und sekundären Pflanzenstoffe halten den Grünkohl bei sinkenden Temperaturen im Freien widerstandsfähig.

**TIPP** Grünkohl ist nicht jedermanns Geschmack. Mit Grünkohl-Smoothies findet man den Einstieg leichter (siehe Rezeptteil).

# ROTE ZWIEBELN

Ursprünglich stammt die Küchenzwiebel aus der Gegend des heutigen Afghanistans und wird seit etwa 5000 Jahren als Heil-, Gewürz- und Gemüsepflanze angebaut. Neben zahlreichen **Vitaminen** und Mi-

## KÜCHENTIPPS

Viele Menschen würden mehr Zwiebeln essen und verkochen, wenn da nicht die Tränen beim Schneiden wären. Mit ein paar Tipps geht es leichter von der Hand.

### Zwiebeln schneiden ohne Tränen

> Die Zwiebel zuvor 30 Minuten ins Gefrierfach legen.
> Am Wurzelende der Zwiebel konzentrieren sich Schwefelverbindungen; daher das Wurzelende nicht durchschneiden, weil sonst die Schwefelverbindungen freigesetzt werden.
> Während des Schneidens häufiger das Messer unter kaltes Wasser halten.

**MERKE** Beim Kochen von Zwiebeln können leider die Anthocyane geschädigt werden, jedoch nicht das Quercetin. Quercetin geht in Suppe, Brühe oder Sauce über. Je geringer die Hitze ist, desto mehr Nährstoffe bleiben erhalten.

neralstoffen, darunter **Kalium**, **Kalzium**, **Phosphor**, **Eisen**, **Jod** und **Selen**, sind es vor allem die **Sulfide**, eine große Familie scharf beißender, schwefelhaltiger ätherischer Öle, die der Zwiebel ihre enorme Heilkraft schenken. Besonders sind Quercetin und Anthocyane hervorzuheben, deren Konzentration in roten Zwiebeln höher ist als in ihren weißen Kollegen. Die wertvollen Flavonoide sitzen vor allem in den äußeren Schalen der Zwiebel. Daher sollte man möglichst wenig Schalenteile entfernen.

Die **Senföle** regen den Appetit an, kurbeln die Magen- und Darmfunktion an und unterstützen die Arbeit von Leber, Galle, Bauchspeicheldrüse, Nieren und Blase. Zwiebeln helfen bei Bluthochdruck, erhöhten Cholesterinwerten sowie Arteriosklerose, sie stärken die Gefäßwände und können die Libido steigern.

## Schlanke Küche

Zwiebeln gehören zwingend in die »schlanke« Küche. Sie haben auch den Beinamen »Fettkiller« oder »Fatburner«. Verantwortlich dafür ist die Schwefelverbindung **Allicin**, die dem Gemüse auch den typischen Geschmack verleiht. Beim Zerkleinern reagiert Allicin mit dem in der Zwiebel vorkommenden Enzym Allinase. Dabei entsteht eine Verbindung, die wiederum zur Bildung der Aminosäure Taurin benötigt wird. Und diese braucht der Körper im Fettstoffwechsel. Denn Taurin ist der Signalgeber für die Hirnanhangdrüse, fettabbauende Hormone auszuschütten.

## Die Heilkraft der Zwiebeln

Sulfide haben vor allem eine antibakterielle Wirkung auf die Schleimhäute und beugen Infektionen vor. Weiterhin unterstützen die Inhaltsstoffe der Zwiebeln die Entgiftung und Ausleitung von Schwermetallen und anderen Giftstoffen. Auch hier trägt die Schwefelverbindung entscheidend dazu bei, dass Glutathion im Körper hergestellt wird. Glutathion ist ein starkes Antioxidans, das Zellmembranen und körpereigene Proteine vor freien Radikalen schützt, Entgiftungsprozesse vorantreibt und Reparaturprozesse an der DNA anschiebt.

# BUCHWEIZEN

Aus Asien kam der Buchweizen nach Europa, der dort auch als Heidenkorn, Schwarzpolenta oder türkischer Weizen bezeichnet wird. Buchweizen zählt nicht zu den Getreiden, sondern ist ein Knöterichgewächs und deshalb mit Sauerampfer und Rhabarber verwandt. Seinen Namen verdankt er seinen kleinen, dreikantigen Früchten, die an Bucheckern erinnern.

## Das steckt drin

Buchweizen liefert eine Menge lebenswichtiger **Kohlenhydrate**, **Vitamine** und Mineralien wie z. B. **Mangan**, **Magnesium** und **Kupfer**, weiterhin lösliche und unlösliche **Ballaststoffe**, **Natrium** und **Aminosäuren**. Darüber hinaus bieten die kleinen Samen insbesondere zwei gesundheitsfördernde Flavonoide – **Rutin** und **Quercetin** –, alle acht essenziellen Aminosäuren

sowie die essenzielle Fettsäure **alpha-Linolensäure**.

Genau diese Kombination aus Nährstoffen, hochwertigem Eiweiß und Flavonoiden macht den Buchweizen so interessant für die Sirtfood-Diät. Die Proteine helfen beim Abnehmen, indem sie zum einen schneller sättigen und die entsprechenden Aminosäuren liefern, die für den Muskelaufbau benötigt werden. Zum anderen werden die körpereigenen Sirtuine durch Flavonoide aktiviert, sodass die Muskeln wachsen können.

**Lecithin**, ein weiterer Inhaltsstoff des Buchweizens, ist ein lebensnotwendiger Bestandteil der Zellmembranen. Er unterstützt die Leberzellen beim Entgiftungsprozess und hilft, den Cholesterinspiegel zu regulieren. Buchweizen zählt zu den besonders **basischen** Lebensmitteln und hilft, den Körper zu entsäuern.

## Buchweizen in der Küche

Buchweizen kann sehr unterschiedlich zubereitet werden. Ganze Körner und Schrot eignen sich für Suppen, Aufläufe, Risotto und Salate. Zum Backen ist er nur bedingt geeignet, weil das Klebereiweiß für das Backvolumen fehlt. Dagegen lässt sich Buchweizen schnell keimen. Dabei explodiert quasi der Vitalstoffgehalt; insbesondere Eisen-, Magnesium- und Zinkkonzentrationen sowie die Bioverfügbarkeit verbessern sich deutlich. Darüber hinaus ist gekeimter Buchweizen besonders reich an Flavonoiden und Coenzym Q10.

# OLIVEN UND **OLIVENÖL**

Seit über 5000 Jahren kennen Menschen Olivenbäume, und sie stehen als Sinnbild für Frieden und Wohlstand. Nicht zu Unrecht wird das aus ihren Früchten gewonnene Öl auch »heiliges Öl« genannt, denn es besitzt eine Fülle aktiver biologischer Substanzen. Experten schreiben ihm über 1000 dieser hochwirksamen Verbindungen zu. Zu fast 80% besteht Olivenöl aus einfach ungesättigten Fettsäuren. Sie haben einen besonders positiven Effekt auf den Cholesterinspiegel, indem sie schädliches LDL-Cholesterin senken und gutes HDL-Cholesterin erhöhen können.

## Auf die Qualität kommt es an!

Besondere Bedeutung wird heute den sekundären Pflanzenstoffen, also den Polyphenolen des Olivenöls zugeschrieben. Sie machen es zum natürlichen Anti-Aging-Öl, weil es vor Angriffen freier Radikale schützt und die Zellmembran stärkt.
Der Polyphenolgehalt kann je nach Qualität zwischen 100 und 600 mg/l schwanken. Um die höchstmögliche Qualität zu erzielen, müssen Olivenölproduzenten eine Fülle an Anbau- und Verarbeitungskriterien beachten. Es gibt rund 700 verschiedene Olivensorten; für ein gutes Öl sollten nur Monokulturen verwendet werden. Der beste Erntezeitpunkt ist dann erreicht, wenn die Oliven ihre Farbe in Richtung lila verändern. Natürlich ist das Handverlesen die beste Methode.

### GESCHMACK VON OLIVENÖL

Je bitterer und schärfer das Olivenöl, desto frischer ist es und desto mehr Polyphenole sind enthalten. Je länger das Öl lagert, desto milder schmeckt es, da sich die als Antioxidanzien wirkenden Polyphenole verändern.

Olivenöl ist stabiler als die meisten anderen Pflanzenöle, denn es besteht zu etwa 76 % aus einfach ungesättigten Fettsäuren. Zusätzlich schützen die enthaltenen sekundären Pflanzenstoffe das Olivenöl durch ihre antioxidative Eigenschaft. Längeres Erhitzen bei 180 °C führt nur zu einem geringen Verlust der sekundären Pflanzenstoffe.

**INFO** Gekühltes Olivenöl, z. B. aus dem Kühlschrank, wird trübe und kann die Konsistenz verändern. Das ist kein Qualitätsmangel, sondern spricht für wirklich gute Qualität. Es ist ein Beweis dafür, dass das Olivenöl nur gepresst und nicht weiter behandelt wurde. Bei Zimmertemperatur verschwinden diese Veränderungen wieder.

# GRÜNER **TEE**

Die meisten Menschen beginnen ihren Tag ganz klassisch mit Kaffee oder Tee, und immer wieder wird über deren gesundheitliche Wirkung kontrovers diskutiert. Ob die beiden Getränke nun gesund sind oder eher nicht, liegt tatsächlich an der verzehrten Menge. Man sollte in der Diskussion bitte nicht außer Acht lassen, dass Kaffee und Tee zu den Genussmitteln zählen. In Maßen genossen haben sie aber durchaus eine positive Wirkung auf die Gesundheit.

## Die Wirkstoffe

Grüner Tee oder weißer Tee enthalten deutlich weniger Koffein als Schwarztee (nur rund ein Viertel) oder Kaffee. Gleichzeitig liefern grüner und weißer Tee wertvolle Polyphenole, die antioxidative Wirkungen haben. Kräuter- und Gewürztees, wie z. B. Rotbuschtee oder Yogitee, schmecken nicht nur gut, sondern ihre Wirkstoffe regen auch den Stoffwechsel an und geben an kalten Tagen ein wohlig warmes Gefühl. Sie unterstützen den Organismus beim Entsäuern und Entgiften.

Grüner Tee wirkt antibakteriell und antiviral und zeichnet sich durch einen beson-

ders hohen Gehalt an **Mineralstoffen** und Spurenelementen, wie z. B. **Zink**, aus.

Als wichtigste Inhaltsstoffe gelten jedoch die **Polyphenole**, die stark antioxidativ wirken, indem sie zellschädigende freie Sauerstoffradikale abfangen können. Der Star unter den Polyphenolen im grünen Tee ist das reichlich vorhandene **EGCG** (Epigallocatechingallat), das sich laut jüngsten Forschungen gezielt an Krebszellen heften und damit das Wachstum von Tumoren bremsen kann.

Außerdem liefert grüner Tee den Gerbstoff **Tannin**, der vor Karies schützt und den Alterungsprozess verlangsamt. Darüber hinaus hat grüner Tee einen blutdrucksenkenden Effekt, ein regelmäßiger Konsum kann Ablagerungen an den Blutgefäßen, der Arteriosklerose, vorbeugen und nicht zuletzt auch die Fettverbrennung anheizen.

### KLEINE TEEKUNDE

Grüner Tee ist generell tanninreicher als schwarzer Tee. Damit er nicht zu bitter wird, sollte er nur mit nicht mehr kochendem Wasser (etwa 70 bis 80 °C) aufgegossen werden. Zieht grüner Tee zu lange, kann er ebenfalls bitter werden. Dennoch gilt: Auch wenn er dadurch etwas herber schmeckt – zehn Minuten ziehen lassen, um möglichst viel EGCG in die Tasse zu bekommen. Wer mag, kann dieselben Blätter auch mehrmals aufgießen.

## KAPERN

Bei Kapern handelt es sich um die Blütenknospen des Kapernbaumes, der in den Mittelmeerländern beheimatet ist. Kapern sind im rohen Zustand ungenießbar. Sie werden daher nach der Ernte in Essiglake oder Salz eingelegt.

Bereits in der Antike galten die Kapern als wertvolles Heilmittel und Aphrodisiakum. Griechen, Römer und Araber setzten die Kapern bei Arthritis, Zahnschmerzen und Lebererkrankungen ein. Dass sie einen so hohen gesundheitlichen Wert haben, erklärt sich damit, dass die kleinen Blütenknospen eine Vielzahl an Nährstoffen liefern, die sie zu einem gesundheitlich sehr interessanten Lebensmittel machen. Sie sind reich an **B-Vitaminen**, **Vitamin C**, Mineralstoffen, wie z. B. **Magnesium** und **Kalzium**. Auch Spurenelemente wie **Zink** und **Eisen** sind reichlich vertreten. Der Anteil an sekundären Pflanzenstoffen, insbesondere **Quercetin**, kann sich ebenfalls sehen lassen. Kapern sind deshalb ein »Muss« in der Sirtfood-Diät.

**INFO** Kapern haben einen bitteren Geschmack, deshalb sollten Sie sie am Anfang vorsichtig dosieren. Kapern nicht lange kochen und erst zum Schluss zu erhitzten Speisen geben oder nur zu kalten Gerichten verzehren.

# SOJABOHNEN

Vor rund 5000 Jahren zählte die Sojapflanze zu den fünf heiligen Getreidepflanzen. In einer feierlichen Zeremonie wurde sie vom Kaiser von China höchstpersönlich jedes Jahr ausgesät. Das »Fleisch vom Feld« kam erst im 18. Jahrhundert nach Amerika und kurz darauf nach Europa.

## Das steckt drin in der Bohne

Die Sojabohne enthält 35 bis 40 % sehr **hochwertiges Eiweiß**, einen hohen Anteil an mehrfach **ungesättigten Fettsäuren** und 1,5 bis 3,5 % **Lezithin**, einen Fettbegleitstoff. Sojabohnen sind reich an

---

## SOJAPRODUKTE

Verarbeitete Sojaprodukte, wie z. B. Sojamilch, Tofu, Tempeh oder Sojajoghurt, sind Produkten wie Sojafleisch, Sojagranulat und Ähnlichem vorzuziehen. Je stärker industriell ein Produkt verarbeitet wurde, desto weniger wertvolle Vitamine, Mineralstoffe, Spurenelemente oder sekundäre Pflanzenstoffe enthält es noch.

---

Ballaststoffen und Mineralstoffen, allen voran **Magnesium**, **Kalzium** und **Kalium**, aber auch **Eisen**, **Selen** und **Folsäure**. Sie liefern außerdem reichlich **Carotinoide**, mehrere **B-Vitamine** sowie **Pantothensäure**. Viel Aufmerksamkeit erregen die **Phytoöstrogene**.

## Hohe Gesundheitskraft

An Sojabohnen entfachen sich immer wieder Diskussionen, ob sie nun gesund seien oder eher gemieden werden sollten. Anstoß ist meist die Tatsache, dass sie pflanzliche Hormone enthalten.

Allerdings belegen wissenschaftliche Studien, dass ihr Verzehr das Brustkrebs-, Herzinfarkt- sowie Osteoporoserisiko verringern und Wechseljahresbeschwerden wie Hitzewallungen auf ein Minimum reduzieren kann. Über all die Diskussionen wird oft vergessen, dass die Sojabohne einen nennenswert hohen Anteil an Eiweiß liefert, und das in einer hohen biologischen Wertigkeit. Alle acht essenziellen Aminosäuren sind also vertreten. Die ideale Kombination aus reichlich Eiweiß mit wenig Fett, wie es die Sojabohne vereint, heizt die Fettverbrennung kräftig ein und macht richtig lange satt. So fällt das Abnehmen leicht mit Sirtfoods!

## Von Glanz und Niederfall

Die Sojabohne, die einst als naturbelassenes Lebensmittel die Küchen eroberte und Sinnbild für gesunde Ernährung, Fitness und Wohlbefinden war, hat leider schon lange an Glanz eingebüßt. Denn sie wurde sehr bald von der Industrie entdeckt, wodurch sie aufgrund neu entwickelter Anbau- und Verarbeitungsmethoden einen kometenhaften Aufschwung erlebte.

Mit Hilfe moderner Technologien lassen sich die Bestandteile der Sojabohne gut in ihre einzelnen Bestandteile zerlegen und anschließend wieder beliebig neu und mit Zugabe von anderen Zutaten zusammensetzen, sodass es selbst für den Verbraucher oft nicht mehr ersichtlich ist, um welches Produkt es sich am Ende tatsächlich noch handelt. So findet man die Sojabohne, oder was von ihr noch übrig bleibt, in Mayonnaise, Schokolade (in Form von Lezithin), Sojawürsten oder Sojafleisch.

Wer wirklich von den wertvollen Nährstoffen und der Vielfalt der Sojabohne profitieren möchte, sollte beim Einkauf wählerisch sein und nur Biosojabohnen kaufen. Bei Bioprodukten weiß man in sehr vielen Fällen, dass sie nicht gentechnisch behandelt sind.

# KRÄUTER UND GEWÜRZE

Mit Gewürzen und Kräutern lassen sich etwas fad schmeckende Speisen in wahre Geschmackserlebnisse verwandeln. Neben ihrer Würzkraft wirken viele Kräuter und Gewürze gleichzeitig auch als wertvolle Antioxidanzien. Nelken, Kurkuma und Zimt enthalten beispielsweise 10- bis 50-mal mehr Antioxidanzien als Heidelbeeren. Gewürze und Kräuter als einstige Luxusgüter sind heute für jeden erschwinglich. Es ist heute nur noch schwer vorstellbar, dass man früher ihretwegen sogar Kriege ausgetragen hat.

## Altbewährt und immer wieder gut

Anbau und Verwendung von Kräutern haben eine sehr lange Tradition. In früheren Jahrhunderten waren sie die einzigen Heilmittel, die zur Verfügung standen. Die Ägypter kannten über 800 Arzneien aus Kräutern, griechische Autoren berichten von Kräuterkulturen in China und Indien, und die Römer verbrauchten Kräuter und Gewürze in solch großen Mengen, dass Heilkundige sogar vor einem Übergenuss warnten.

Die Vielfalt der grünen Würzpflanzen bereichert nicht nur den Geschmack unserer Speisen und Getränke, sie regen auch den Appetit an, fördern die Verdauung und halten den Blutzuckerspiegel konstant.

Zahlreiche Inhaltsstoffe der Kräuter, wie z.B. ätherische Öle, Harze, Alkaloide,

Schleimstoffe sowie organische Säuren, wirken sich positiv auf die Gesundheit aus. Hinzu kommen Vitamine und Mineralstoffe. Vitamin-C-reich ist z.B. Petersilie, Dill verfügt über einen hohen Kaliumgehalt, und Estragon enthält nennenswerte Mengen an Jod.

Viele Kräuter gehören zu den sogenannten Aromapflanzen. Durch Berühren, Zerreiben und Zerbrechen wird der Duft freigesetzt, den die ätherischen Öle verbreiten. Die gesundheitliche Wirkung von Kräutern beruht auf einem wahren Cocktail an Substanzen. Vor allem die sekundären Pflanzenstoffe hemmen Entzündungen, wirken nervenberuhigend, lösen Krämpfe und stabilisieren Herz und Kreislauf. Die enthaltenen Polyphenole, die der Pflanze Farbe, Geruch und Geschmack geben, wirken als Antioxidanzien, d.h. sie schützen den Körper vor aggressiven Sauerstoffmolekülen, die die Zellen schädigen können.

## Wichtige Abnehmhelfer

Kräuter und Gewürze unterstützen mit ihrem Nährstoffreichtum die Gewichtsreduktion. Der oft hohe Bitterstoffgehalt in Verbindung mit dem wertvollen Gehalt an Polyphenolen wirkt als wahrer Fettverbrenner. So sind auch Kräuter und Gewürze ein elementarer Bestandteil der Sirtfood-Diät, denn vieles spricht dafür, dass

**REZEPT**

# WARMER GEWÜRZKAKAO

**Für 1 Portion**

250 ml Mandelmilch, ungesüßt
2 EL rohes Kakaopulver
1 TL Ahornsirup
½ TL Zimt
½ TL Kardamom
Mark von 1 Vanilleschote
1 Prise Salz
1 Prise Chilipulver

**1** Die Milch in einem kleinen Topf langsam erwärmen, sie sollte nicht kochen.

**2** Von der Kochplatte nehmen und Kakaopulver, Ahornsirup, Zimt, Kardamom, Vanillemark, Salz und Chilipulver einrühren. Warm servieren.

*ZUBEREITUNGSZEIT* **10 Min.**

**TIPP** Trinken Sie gelegentlich eine Tasse Kakao. Das stillt das Süßverlangen und lädt zum Träumen ein!

sich die unterschiedlichen Pflanzenstoffe gegenseitig in ihrer Wirkung verstärken und der Abnehmerfolg nicht lange auf sich warten lässt.

# DUNKLE **SCHOKOLADE** – DER GLÜCKLICHMACHER

Schokolade bei einer Diät? Stirnrunzeln, Kopfschütteln – kann nicht sein, da hat jemand den Überblick verloren! Nein, ganz und gar nicht. Schokolade, vor allem dunkle Schokolade mit einem hohen Kakaoanteil, ist schon lange nicht mehr nur ein »Dickmacher« und ungesund.

## Der Star unter den Sirtfoods

Dass Schokolade die Stimmung heben kann, gilt aus medizinischer Sicht als wahrscheinlich. Auslöser dafür sind neben dem Botenstoff Serotonin sogenannte »Endorphine«. Endorphine bildet unser Körper z. B., wenn wir Sport treiben oder verliebt sind. Sie sorgen dafür, dass wir euphorisch und zugleich schmerzunempfindlich werden. U. a. in der Schokolade sind eben diese Endorphine, wenn auch in kleinsten Mengen, enthalten. Wissenschaftlich belegt ist ebenfalls auch, dass Schokolade **Gerbstoffe**, die Polyphenole, enthält. Diese sorgen nicht nur für den herben Geschmack, vor allem bei dunkler Schokolade, sie haben auch eine durchweg positive Eigenschaft: Sie fangen die aggressiven Radikale ab, die im

Verdauungsgeschehen entstehen und über die Umwelt aufgenommen werden (siehe auch Seite 54ff.). Bei einer Aufnahme von mindestens 500 mg Polyphenolen täglich können die unterschiedlichen Sirtuine, die u. a. die Fettverbrennung beschleunigen, ganz gezielt aktiviert werden. Doch den wirksamen Polyphenolgehalt allein über dunkle Schokolade zu decken, wäre sicherlich nicht gesundheitsförderlich, denn man müsste ca. eineinhalb Tafeln Zartbitterschokolade mit mindestens 80 % Kakaoanteil verzehren. Die optimale Tagesmenge an Polyphenolen kann man am besten mit einer Mischung an Lebensmittel erreichen, z. B. durch Verzehr von 20 g dunkler Schokolade, 2 Tassen grünem Tee und 100 g Heidelbeeren.

Auch positive Wirkungen auf den Blutdruck, auf einen ausgeglichenen Insulinspiegel sowie ein verjüngender Effekt lassen sich bei dieser Menge beobachten. Daher garantiert eine möglichst ausgewogene, bunte Lebensmittelmischung eine hohe Aufnahme an Polyphenolen.

## KAKAOQUALITÄTEN

Der Anteil an Polyphenolen in der Schokolade ist abhängig vom Fermentierungsprozess. Kurz fermentierter Kakao (maximal vier Tage) enthält deutlich mehr Polyphenole als länger fermentierter Kakao.

Dunkle Schokolade mit hohem Kakaoanteil (mindestens 80 %) und herbem Geschmack bietet einen hohen Polyphenolanteil.

# KAPITEL 7

# DER **SIRTFOOD-DIÄTPLAN**

Die Chance jeder Ernährungsumstellung oder Diät besteht darin, eingefahrene Gewohnheiten zu überdenken, abzulegen oder manches einfach anders zu machen. Auch bei der Sirtfood-Diät gibt es Tricks und Raffinessen, die den Erfolg der Gewichtsreduktion ausmachen. Überzeugen Sie sich selbst!

Der Fokus liegt auf einer bunten und abwechslungsreichen Mischung natürlicher Lebensmittel – überwiegend Gemüse und Obst. In den vorausgegangenen Ausführungen haben wir viel darüber gehört, was der Körper und insbesondere die Zellen alles benötigen, um gesund zu bleiben und optimal funktionieren zu können. Jetzt gilt es, diese Theorie in die Praxis umzusetzen. Sie werden sehen, wie einfach und leicht Sie es schaffen, abzunehmen und sich wieder wohler zu fühlen.

## SCHRITTWEISE ZUM ERFOLG

Die Sirtfood-Diät ist in drei Phasen aufgebaut. Wir starten mit **Phase 1**, den 3 Entlastungstagen. Das hat den Vorteil, dass wir unseren Körper schonend, aber gezielt auf ein neues Ernährungsverhalten einstimmen. Mit den Entlastungstagen geben wir dem Körper den Startschuss zur Entgiftung und Entsäuerung. Unterstützt wird dieser Prozess mit der richtigen Auswahl an Lebensmitteln und deren Zubereitung. Smoothies, Suppen und natürlich ausreichend Wasser sind jetzt angesagt.

Während in Phase 1 täglich mehrere kleine Mahlzeiten bzw. Smoothies auf dem Plan stehen, ist die **Phase 2**, die Umbauphase, dafür gedacht, sich schrittweise einem Mahlzeitenrhythmus von 3 Essen täglich zu nähern und die entsprechend langen, hocheffektiven Essenspausen zwischen den Mahlzeiten einzuhalten. Phase 2 schließt direkt an die Entlastungstage an und wird 4 Tage praktiziert. In dieser Phase werden die Smoothie-Mahlzeiten schrittweise gegen »normale« leichte Mahlzeiten ersetzt. Damit erreichen wir, dass der Insulinspiegel weitgehend konstant bleiben kann und der Fettabbau nicht blockiert wird, sondern vielmehr »freie Fahrt« gewinnt.

In **Phase 3**, der Aufbauphase, haben wir einen leicht durchführbaren Essensrhythmus gefunden und eingeübt. Drei Mahlzeiten über den Tag verteilt stellen uns vor keine unüberwindbaren Probleme, und wir haben zwischen der Abendmahlzeit und dem Frühstück eine längere »Fastenperiode«.

# START DER SIRTFOOD-DIÄT

Herzlichen Glückwunsch! Sie haben sich entschieden, das Sirtfood-Abenteuer zu starten. Damit Ihre Diät auch erfolgreich verläuft, sollten Sie sich eine solide Basis schaffen, auf der Sie dann aufbauen kön-

nen. Stellen Sie sich vor, Sie möchten ein altes Häuschen umbauen, ihm zu neuer Schönheit verhelfen. Bevor Sie starten können, müssen Sie das Häuschen jedoch erst von »Altlasten« befreien, d.h. Wände werden herausgerissen, die alten Wasserrohre und Stromleitung müssen weichen, eventuell wird sogar ein wenig Putz weggeklopft, um dann mit dem Ausbau und der Sanierung beginnen zu können. Ähnlich geht es in unserem Körper zu! Um ihn wieder im »neuen Glanz« erstrahlen zu lassen und damit die Kilos auch wirklich purzeln können, müssen wir ihn unterstützen und von Beginn an von »Altlasten« befreien. Deshalb startet die Sirtfood-Diät mit den »Entgiftungstagen«.

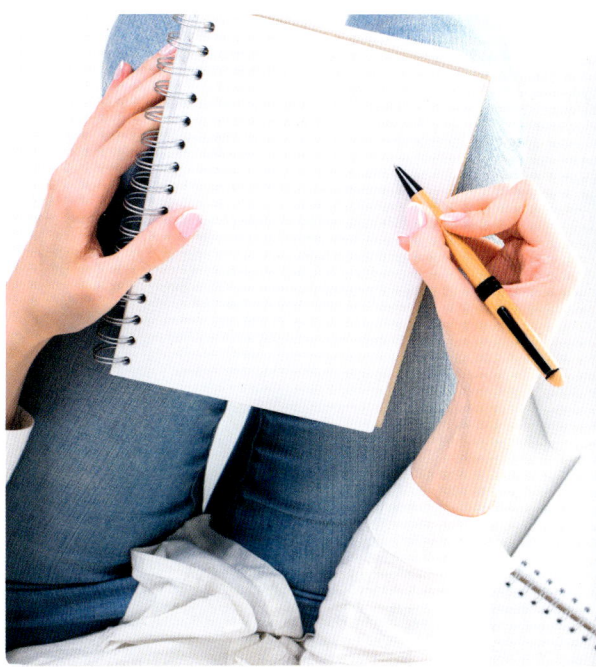

Step by Step zum Wunschgewicht – mit der Sirtfood-Diät fallen Starten und Durchhalten leicht.

# PHASE 1: ENTGIFTUNGS-TAGE (1. – 3. TAG)

Um die Phase der Entgiftung und Entsäuerung so effektiv wie möglich zu gestalten, ist es empfehlenswert, an einem der beiden ersten Tage eine Darmreinigung zu machen. Das ist wirklich einfach und bedarf keiner großen Hilfsmittel. Mit Bittersalz oder hochdosiertem Magnesiumcitrat (beides ist in der Apotheke erhältlich) bringt man seinen Darm auf Trab und putzt ihn einmal kräftig durch. Alle Nahrungsreste, die sich noch aufgrund einer langsameren Verdauung im Darm befinden, werden auf diese Weise leichter ausgeschieden und sind der – sogar wohltuende – Anfang der Entgiftung.

> **TIPP** Sollten Sie unter einem trägen Darm leiden, sollten Sie auch während der Sirtfood-Diät zur Unterstützung der Darmtätigkeit z. B. einmal täglich in Wasser aufgequollene Flohsamenschalen zu sich nehmen.
> **Alternativ** 1 Liter abgekochtes lauwarmes Wasser abends vor dem Schlafengehen und 0,5 Liter Wasser morgens gleich nach dem Aufstehen trinken.

## Trinken nicht vergessen!

Dass Trinken wichtig ist, hat sich längst herumgesprochen. Doch bei der Wahl des richtigen Getränks scheint es doch noch Unsicherheiten zu geben. Cola, Limonade, Saftschorle, Kaffee, Bier oder Wein sind Getränke, die zwar durchaus einen gewissen Anteil an Wasser enthalten, in Übermaßen getrunken sind sie jedoch nicht das »Gelbe vom Ei« für den Stoffwechsel. Das gilt natürlich auch für eines unserer Sirtfood-Lebensmittel, den Rotwein. Trotz seiner Vorzüge hinsichtlich des Resveratrols sollte er in Maßen und nicht in Massen genossen werden.

Wasser ist unerlässlich für einen gut funktionierenden Stoffwechsel, für eine optimale Muskelleistung, für die Hautpflege und natürlich für die Entgiftung. Keine Reaktion im Körper läuft ohne Wasser ab. Daher sollte es eine Selbstverständlichkeit sein, ausreichend Wasser zu trinken und den Körper zu unterstützen. Schwieriger wird es bei der Frage: »Wie viel Wasser muss ich täglich trinken?« 1,5 bis 2 Liter werden viele jetzt wie aus der Pistole geschossen antworten. Das ist zumindest ein Richtwert, an dem man sich orientieren kann. Tatsache ist jedoch, dass auch der Wasserbedarf sehr individuellen Schwankungen unterliegt. Der Lebensstil prägt hier entscheidend mit. Sportler oder schwer arbeitende Menschen haben einen anderen Flüssigkeitsbedarf als »Schreibtischtäter«, aber auch die Schadstoffbelastung, der wir ausgesetzt sind, bestimmt unseren Bedarf an Wasser.

> **TIPP** Anhand der Farbe des Urins kann man feststellen, ob ausreichend getrunken wird:
> > Dunkler Urin – zu wenig getrunken
> > Heller Urin – Wassermenge ausreichend
> Eine weitere Möglichkeit ist der sogenannte »Kneiftest«: hierfür mit Daumen und Zeigefin-

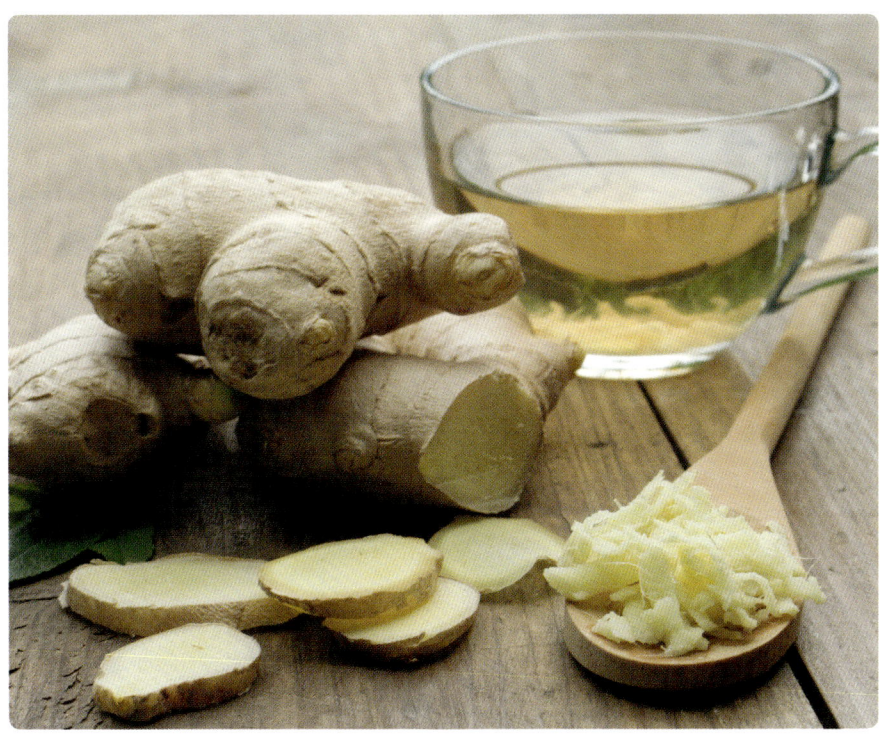

Ingwer heizt den Stoffwechsel an und unterstützt die Entgiftung.

ger eine Hautfalte des rechten Handgelenks nach oben ziehen. Wenn sich diese gleich zurückzieht, ist man gut mit Wasser versorgt.

## Ohne Wasser keine Entgiftung

Vor allem in der Entgiftungsphase ist es immens wichtig, dass wir unseren Körper mit ausreichender Trinkmenge in Form von Wasser unterstützen. Wasser ist ein unentbehrliches Lösungs- und Transportmittel. Es unterstützt den Körper dabei, die Säuren, die während des Stoffwechsels entstehen, aufzunehmen und über die Blutbahn zu den Nieren abzutransportieren und auszuscheiden. Doch nicht nur Säuren müssen ausgeschieden werden; auch Schwermetalle, die bevorzugt im Fettgewebe gespeichert und beim Fettabbau freigesetzt werden, müssen aus dem Körper ausgeleitet werden. Wasser und Heilpflanzen sind hier die optimalen Partner, denn Heilpflanzen, wie z. B. Koriander, Bärlauch oder Chlorellaalgen, können aufgrund ihrer Struktur und dem hohen Anteil an Chlorophyll freigesetzte Schwermetalle aufnehmen, bevor sich diese an einer anderen Stelle im Körper absetzen. Anschließend werden sie mit Hilfe von Wasser weitertransportiert und ausgeschieden.

## Heilpflanzen – die Entgiftungsbeschleuniger

Damit der Körper richtig entgiften kann, müssen Organe wie Leber, Nieren und

## PHASE 1

### Entgiftungstage (1. – 3. Tag)

| | |
|---|---|
| **Frühstück** | Grüner Smoothie |
| **Zwischendurch** | Gemüsebrühe, Obst* |
| **Mittag** | Suppe |
| **Zwischendurch** | Gemüsebrühe, Obst* |
| **Abend** | Grüner Smoothie |

**Zusätzlich:** Reichlich Wasser und bis zu 4 Tassen Tee trinken, z. B. grüner Tee, Brennnessel-, Mariendistel- oder Koriandertee

*Bevorzugtes Obst sind polyphenolreiche Sorten wie z. B. Zitrusfrüchte (Orangen oder Grapefruits), Beeren (Erd-, Him-, Heidelbeeren, je nach Jahreszeit frisch oder tiefgefroren), Äpfel, rote Trauben, getrocknete Cranberrys, Aroniabeeren oder Granatapfelkerne.

Darm unterstützt und angeregt werden. Die eingelagerten Gifte sollen langsam, aber sicher aus dem Körper herausbefördert werden, damit es nicht zu einer Überbelastung kommt. Alljährlich zum Frühjahr ist für viele von uns das Heilfasten angesagt, um den Körper zu reinigen und zu entgiften. Das ist sicherlich ein guter Ansatzpunkt, aber ehrlicherweise nur ein »Tropfen auf den heißen Stein«, wenn man danach wieder in sein altes Verhaltensmuster zurückfällt. Für viele ist das Fasten jedoch ein idealer Einstieg in eine Ernährungsumstellung.

Während einer Fastenzeit von 10 bis 14 Tagen kann der Körper zwar einen Großteil seiner angesammelten Gifte freisetzen und entsorgen, jedoch nehmen wir ja

während des Jahres durch unsere Umwelt, durch Autoabgase und außerdem durch Lebensmittel eine Vielzahl an Schadstoffen auf. Daher ist es sinnvoll, auch über das Jahr hinweg verteilt immer wieder pflanzliche Lebensmittel, die den Entgiftungsprozess anregen, in den Speiseplan einfließen zu lassen.

## Besondere Power

Pflanzen wie z. B. Koriander, Bärlauch, Mariendistel, Brennnessel, Artischocken, Oliven, Brokkoli, Kohlsorten, Weizen- und Gerstengras sowie Wildkräuter, grüner Tee und Oliven können den Entgiftungsprozess wirksam unterstützen. Das gelingt bei der Sirtfood-Diät besonders gut, denn einige dieser Lebensmittel liefern reichlich Polyphenole und werden daher ab sofort ein fester Bestandteil unserer Ernährung werden. Ob als Zutat oder Gewürz in Speisen, als Tee oder Tinktur – Ihrer Kreativität sind hier keine Grenzen gesetzt!

## So wählen Sie aus den Rezepten

Wir starten in die Entgiftungstage, die Reinigung und Entsäuerung des Körpers, um einen guten Grundstein für den Umbau zu schaffen. Los geht es täglich mit einem grünen Smoothie, den wir aus dem Rezeptpool für die 1. Phase nach Belieben auswählen. Die grünen Smoothies enthalten reichlich grünes Gemüse, Kräuter und Gewürze mit hohem Bitterstoff- und Polyphenolgehalt, die den Stoffwechsel ankurbeln und gleichzeitig viele Giftstoffe aufnehmen können.

Für die Zwischenmahlzeiten gibt es je eine Portion Gemüsebrühe und Obst. Das entlastet den Verdauungstrakt, und der Körper gewöhnt sich langsam an ein kleineres Nahrungsvolumen. Mittags verwöhnen wir uns mit einer heißen, wohlschmeckenden Suppe, und nach einer Brühe und Obst zwischendurch gehört der Abend wieder den Smoothies.

**TIPP** Wählen Sie Mahlzeiten und Smoothies aus dem Rezeptpool aus – jeder nach seinem Geschmack, denn so fällt der Start leichter!

# PHASE 2: UMBAUTAGE (4. – 7. TAG)

Die ersten drei Tage sind bereits geschafft! Das Häuschen ist entkernt, und nun gilt es, die neuen Wände einzuziehen, neue Wasserrohre und Stromleitungen zu legen, Fenster und Türen einzubauen. Es ist viel Arbeit, aber es lohnt sich. Wer zwischendurch mal kurz die Motivation verlieren sollte –, ehrlicherweise kann das passieren – machen Sie trotzdem weiter! Denken Sie in diesem Moment daran, warum Sie mit dem Hausumbau angefangen haben. Was war Ihr Ziel? Nun, ein schönes kleines Häuschen, wo Sie im Sommer draußen im Garten sitzen, die Vögel zwitschern und Kinderlachen hören und gelegentlich Feste feiern können. Sehen Sie es vor Ihrem geistigen Auge – das ist zu schaffen!

## Schritt für Schritt zur Wohlfühlform

Bei unserem Vorhaben, Gewicht zu reduzieren, haben wir mit den Entgiftungstagen den ersten Schritt geschafft. Sogar das ein oder andere Kilo hat sich bereits verabschiedet. Jetzt geht es daran, den Umbau voranzutreiben. So wie das Häuschen

## PHASE 2

### Umbautage (4. und 5. Tag)

| | |
|---|---|
| **Frühstück** | Grüner Smoothie |
| **Mittag** | Leichte Mahlzeit; |
| | 20 g dunkle Schokolade |
| **Zwischendurch** | Gemüsebrühe, Obst* |
| **Abend** | Grüner Smoothie |

### Umbautage (6. und 7. Tag)

| | |
|---|---|
| **Frühstück** | Grüner Smoothie |
| **Mittag** | Leichte Mahlzeit; |
| | 20 g dunkle Schokolade |
| **Abend** | Suppe |

**Zusätzlich:** Reichlich Wasser und bis zu 4 Tassen Tee trinken, z. B. grüner Tee, Brennnessel-, Mariendistel- oder Koriandertee. Außerdem bis zu 3 Tassen Kaffee, wenn gewünscht.

*Bevorzugtes Obst sind polyphenolreiche Sorten wie z. B. Zitrusfrüchte (Orangen oder Grapefruits), Beeren (Erd-, Him-, Heidelbeeren, je nach Jahreszeit frisch oder tiefgefroren), Äpfel, rote Trauben, getrocknete Cranberrys, Aroniabeeren oder Granatapfelkerne.

mit jedem Tag ein bisschen seinem neuen Aussehen näherkommt, so arbeiten Sie in der Umbauphase weiter an Ihrem Ziel der Gewichtsabnahme und bringen Ihren Körper Schritt für Schritt in eine neue Wohlfühlform.

Dafür werden in dieser Phase schrittweise die Zwischenmahlzeiten weggelassen. Am 4. und 5. Tag fällt zunächst nur die Zwischenmahlzeit am Vormittag weg. Ab dem 6. Tag lassen wir dann auch die Zwischenmahlzeit zwischen Mittag- und Abendessen weg. Der Vorteil: Längere Essenspausen, in denen sich der Insulinspiegel wieder normalisieren kann; die Sirtuine, die erst einige Stunden nach der Mahlzeit ihre Tätigkeit beginnen, haben beste Voraussetzungen für ihre Aktivität.

**TIPP** Genießen Sie das sanfte, leichte Hungergefühl, das während der Mahlzeitenpause auftaucht. Denn Sie wissen, dass der Körper genau jetzt besonders intensiv und effektiv arbeitet. Das wird sich beim nächsten Wiegen bemerkbar machen!

Jeder, der nun das Gefühl hat, mit dem Streichen der Zwischenmahlzeiten müsse er darben und der richtige »Diätfrust« holt ihn also ein, den kann man an dieser Stelle getrost beruhigen, denn es wartet an anderer Stelle eine Überraschung: In der Umbauphase können Sie nämlich zu einer Mahlzeit, bevorzugt der Mittagsmahlzeit, ein Stück dunkle Schokolade mit mindestens 80 % Kakaoanteil essen. Alternativ bereiten Sie sich eine Tasse selbst zubereiteten Gewürzkakao (siehe Seite 76) zu. Außer Tee gibt es jetzt auch Kaffee, wenn Ihnen danach ist. In der zweiten Hälfte der Woche ersetzen wir die Abendsmoothies durch eine leichte, feste Mahlzeit.

# PHASE 3: AUFBAUTAGE (8. – 14. TAG)

Herzlichen Glückwunsch! Sie sind fertig mit dem groben Umbau des Häuschens. Neue Strom- und Wasserleitungen sind eingebaut, Böden gefliest und Parkett verlegt, Wände gestrichen und tapeziert. Schön sieht es aus! Jetzt fehlt nur noch die Inneneinrichtung, Möbel, Lampen, Teppiche und verschiedene Accessoires, die für Gemütlichkeit und Behaglichkeit sorgen, damit wir uns rundum wohlfühlen in unserem neuen Heim.

## Sicher und leicht durch den Alltag

Die erste Woche haben Sie erfolgreich abgeschlossen. Ihr Körper hat grob entgiftet und einige Umstellungen erfolgreich gemeistert. Die Waage hat sich sicherlich mit Ihnen gefreut und Ihnen vielleicht schon gleich den nächsten Motivationsschub für den Start in die **Phase 3** verpasst, die Aufbautage. Zum Ende der ersten Woche kommen Sie bereits gut mit dem Rhythmus der 3 Mahlzeiten zurecht, und die Pause von 4 bis 5 Stunden zwischen den Mahlzeiten meistern Sie gut. Vielleicht haben Sie auf dem Weg hierhin zwischen den Mahlzeiten des Öfteren auf die Uhr geschaut, ob denn nicht schon endlich Zeit zum Essen sei. Für den Körper, der bislang vermutlich immer mehrere Mahlzeiten genossen hat, ist das wahrlich eine der schwersten Umstellungen, die Sie aber sicherlich bereits gemeistert haben.

Nun soll der neue Rhythmus eingeübt bzw. ausgebaut werden. Dafür schließt sich die Aufbauphase an, die die Sicherheit für den Alltag gibt. Eine gute Hilfestellung und lecker-leichte Kochideen bietet auch in dieser Phase der Rezeptpool ab Seite 112. Darüber hinaus darf auch gern kombiniert und probiert werden. Seien Sie kreativ!

## PHASE 3

### Aufbautage (8. – 14. Tag oder länger)

| | |
|---|---|
| **Frühstück** | wahlweise erweiterte Frühstücksvarianten siehe Rezeptpool oder grüner Smoothie |
| **Mittag** | Leichte Mahlzeit; 20 g dunkle Schokolade |
| **Abend** | Leichte Mahlzeit oder Suppe |

**Zusätzlich:** Reichlich Wasser und bis zu 4 Tassen Tee trinken, z. B. grüner Tee, Brennnessel-, Mariendistel- oder Koriandertee. Außerdem bis zu 3 Tassen Kaffee, wenn gewünscht.

## Was passiert danach?

14 Tage Sirtfood-Diät werden Sie schaffen bzw. haben Sie bereits geschafft! Herzlichen Glückwunsch! Bleiben Sie auch über diese Zeit hinaus noch bei der Ihnen bereits geläufigen Ernährungsweise und dem Mahlzeitenrhythmus. So können Sie einen nachhaltigeren Erfolg erzielen. Denn es wäre schade, wenn Sie die Veränderungen Ihres Essverhaltens schnell wieder über Bord werfen würden. Dabei helfen Ihnen folgende grundsätzliche, leicht durchführbare Verhaltensmuster:

### SO BLEIBEN SIE AUCH IM ALLTAG LEICHT DABEI

> Essen Sie täglich 3 Mahlzeiten.
> Pausieren Sie zwischen den Mahlzeiten 4 bis 5 Stunden.
> Legen Sie ein- oder zweimal in der Woche eine längere Fastenpause von 12 bis 14 Stunden ein. Nehmen Sie das Abendessen also früh ein und frühstücken Sie ein wenig später als sonst.
> Wählen Sie häufig Lebensmittel mit einem hohen Anteil an Polyphenolen (vgl. dazu die Übersicht auf Seite 76).
> Trinken Sie reichlich Wasser und Tee, z. B. grünen Tee.
> Nehmen Sie sich kleine und regelmäßige »Auszeiten«.

# KAPITEL 8

# DAS
# RAHMENPROGRAMM

Abnehmen und Entspannen gehören zusammen wie Topf und Deckel, denn erst zusammen bilden sie eine Einheit, und Sie ziehen den bestmöglichen Nutzen daraus. Denn: Wer gestresst ist, bildet viel Cortisol – ein Hormon, das den Fettabbau blockiert. Also wäre es ja paradox, hätten wir beim Abnehmen Stress, oder? In diese Falle tappen Sie bei der Sirtfood-Diät nicht!

Was hilft die beste Diät, wenn wir permanent unter Strom stehen? Das erschwert nur unnötig die Gewichtsabnahme, und das Durchhalten wird auf eine harte Probe gestellt. Auch wenn Sie für sich entschieden haben: »Dieses Mal klappt das mit der Traumfigur« und »Die Sirtfood-Diät ist genau das Richtige für mich!« – es gibt viele Momente, die uns schwachwerden lassen, weil der Stresspegel steigt. Ärger im Büro, unzufriedene Kunden, Kinder, Partner und vielleicht ein Hund stellen ihre Ansprüche, da kommen schnell Ärger und Frust auf. Nicht selten bleibt dann das eigene Diätvorhaben auf der Strecke.

Nicht die Schokolade, die man sich in solchen Situationen gönnt –, und die bei der Sirtfood-Diät ja durchaus auch einen positiven Abnehmeffekt hat – behindert das Abnehmen. Nein, es sind die Hormone, insbesondere das Stresshormon Cortisol. Sobald dieses Hormon ausgeschüttet wird, wird auch der Fettabbau blockiert, und die Abnehmversuche werden nicht erfolgreich sein. Diese Falle gilt es zu umgehen! Schließlich wollen wir bereits verlorene Kilos nicht gleich wieder auf den Hüften sehen. Daher ist Entspannung ein unerlässliches Mittel, um sich ein wenig Auszeit vom Alltag zu gönnen. Vertagen Sie Entspannung nicht nur auf das Wochenende oder die nächste Reise. Nein – so wie Sie jeden Tag essen, so sollten Sie kleine Entspannungszeiten in Ihren Alltag einbauen.

## ACHTSAMKEIT IM ALLTAG

Es gibt die unterschiedlichsten Entspannungstechniken, allen voran Yoga und Pilates. Eine weitaus weniger bekannte Entspannungstechnik ist die Achtsamkeit. Diese Technik kann sehr gut beim Entspannen und Stressabbauen helfen und ist jederzeit durchführbar. Die Achtsamkeit kann man beschreiben als eine bestimmte Form der Aufmerksamkeit. Das bewusste Wahrnehmen eines Moments mit allen Sinnen. Wann haben Sie z. B. das letzte Mal bewusst den Wind auf der Haut gespürt, dem Zwitschern der Vögel gelauscht oder den Duft der frisch gewaschenen Wäsche gerochen? Sie wissen es nicht – nicht bewusst? Das ist ja auch nicht verwunderlich, weil wir durch das Leben hetzen, von einem Termin zum nächsten, bereits beim Aufstehen die To-do-Liste für den Tag erstellen und uns von den Gewohnheiten

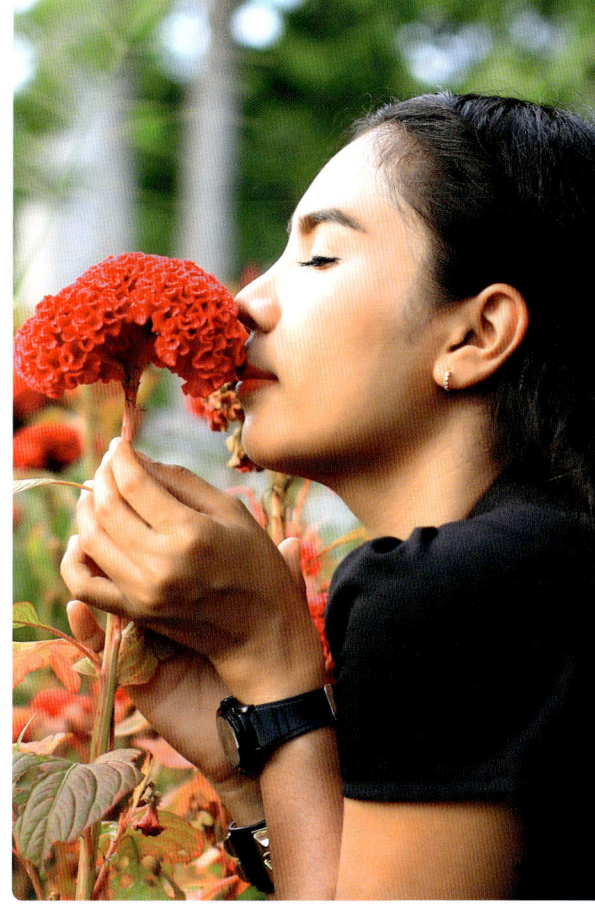

Achtsamkeit strebt nichts an. Sie sieht einfach, was bereits da ist (Zen-Weisheit).

vereinnahmen lassen. Dabei verpassen wir das Wichtigste – den Moment.

### Wie funktioniert das?

Bei der Achtsamkeit geht es darum, dem Moment die volle Aufmerksamkeit zu schenken, und genau das müssen wir wieder lernen, jeden Tag aufs Neue üben. Versuchen Sie doch einmal, einen Moment innezuhalten und nur Ihr Gegenüber zu

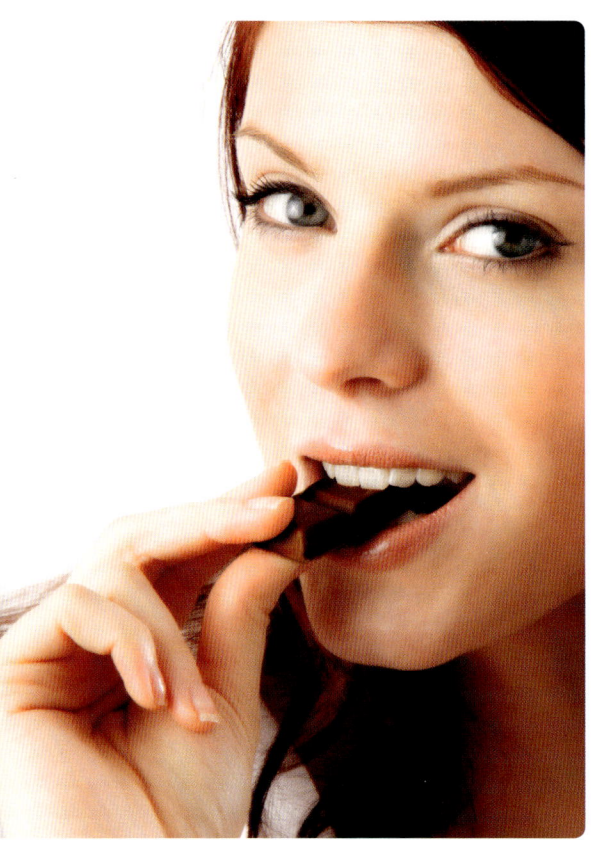

Genießen Sie mit allen Sinnen – ohne schlechtes Gewissen.

beobachten oder einfach aus dem Fenster zu schauen. Was passiert? Bei den meisten dreht sich das Gedankenkarussell weiter, d. h. wir kommen nur schwer oder gar nicht zur Ruhe. »Die Überweisung darf ich nicht vergessen«, »Was koche ich heute Mittag?«, »Nach dem Reitunterricht holen wir auf dem Rückweg die Kleider aus der Reinigung« usw. Es ist die größte Herausforderung, den hereinfliegenden Gedanken für diesen einen Moment keinen Raum zu bieten und sich wirklich nur auf das Hier und Jetzt zu besinnen.

## Was kann ich erreichen damit?

Achtsamkeitsübungen können helfen, Stress effektiv abzubauen und zu entspannen. Dazu ist es wichtig, in sich hineinzuhören und hineinzuspüren. Das ist gar nicht so schwierig. Stellen Sie sich ganz einfach die Fragen: »Was mache ich gerade?«, »Wie geht es mir dabei?«, »Was fühle ich?« Halten Sie inne, egal, wo Sie sich im Moment befinden, an der Supermarktkasse, im Stau oder im Wartezimmer, und lassen Sie die Eindrücke auf sich wirken. Beantworten Sie dabei für sich diese Fragen, dann lernen Sie in kleinen Schritten, den Moment für sich festzuhalten.

Eine Möglichkeit, Achtsamsein zu üben und ihr auch Platz im Alltag einzuräumen, sind die Mahlzeiten. Essen müssen wir alle, ob es nun die Currywurst zwischen zwei Terminen ist oder eine der leckeren Mahlzeiten der Sirtfood-Diät – eine Gelegenheit bietet sich immer. Wie soll das gehen? Lassen Sie sich das kurz erklären anhand der »Schokoladenspielerei«.

## Die Schokospielerei

Kennen Sie die »Schokoladenspielerei«? Eine kleine Meditation mit einem Stückchen Schokolade. Es geht darum, ganz bewusst den Geschmack der Schokolade wahrzunehmen. Wie sie schmeckt, wie sie riecht, wie sie sich anfühlt in der Hand und im Mund, welchen Genuss man daraus zieht usw. Dafür nimmt man ein Stückchen Schokolade, an dem man zuerst riecht und den Duft voll in sich aufnimmt. Danach streicht man mit der Schokolade über die Lippen, und erst im dritten Schritt wandert das Stückchen Schokolade in den Mund. Dort wird es von einer Wangentasche in die andere geschoben – bitte nicht kauen! Die Schokolade wird weich, schmilzt langsam auf der Zunge und gibt den vollen schokoladigen Geschmack frei, bis sie dann letztendlich geschmolzen die Speiseröhre hinunterrutscht. Noch lange spürt man den Geschmack auf der Zunge und im Mund, und ein wohliges Gefühl breitet sich aus.

So ähnlich wie bei der Schokoladenspielerei sollten Sie ab sofort Ihr Essen genießen. Nehmen Sic jeden Bissen des Essens bewusst auf, jeden einzelnen Schluck des Getränks. Seien Sie ganz bei der Mahlzeit, spüren Sie das Geschmackserlebnis, fühlen Sie, wie zufrieden Sie werden und wie der Stress abfällt. Dabei schlagen Sie mehrere Fliegen mit einer Klappe: Das Abnehmen wird nicht blockiert, und die tägliche Entspannung ist garantiert. Die Akkus werden wieder aufgeladen und machen uns robuster für den Alltag.

# MEDITATION

Eine andere Art der Entspannung ist das Meditieren. Dabei haben viele das Bild von Menschen vor Augen, die im Schneidersitz auf dem Boden sitzen und vor sich hinsummen. Das ist sicherlich eine Art der Meditation. Jedoch kann man auch z. B.

mit Musik meditieren. Dafür bietet sich vor allem klassische Musik an.

Durch die Klänge und die Rhythmen gelingt es beim Zuhören häufig, in einen entspannten Zustand zu gelangen. Nehmen Sie sich eine halbe Stunde Zeit und suchen Sie sich einen Ort, an dem Sie nicht gestört werden. Am besten legen Sie sich dazu hin, schalten die Musik ein und lauschen nur diesen Klängen. Es geht darum, die Gedanken zur Ruhe zu bringen. Zu Beginn wird es sicherlich so sein, dass sich relativ schnell andere Gedanken in den Kopf schleichen, und die Musik wird zur Nebensache.

## Seien Sie geduldig mit sich

Lassen Sie sich nicht aus der Ruhe bringen! Lassen Sie solche Gedanken kommen – und wieder gehen. Je häufiger Sie diese Art von Meditation üben, desto leichter können Sie Ihre Gedanken loslassen.

Oftmals scheitert der Versuch zu meditieren bereits an der fehlenden Zeit. Viele von uns können sich nicht vorstellen bzw. wissen nicht, wie sie sich eine halbe Stunde Zeit von ihrem durchgetakteten Tag abknapsen sollen. Kennen Sie das? Sich im Büro eine halbe Stunde ausklinken – geht gar nicht? Zu Hause mit Familie, Garten, Hund? Erst mal nicht, und später bin ich dann zu müde, um mich noch mal aufzuraffen? Daher empfiehlt es sich, langsam einzusteigen. Probieren Sie es einfach mal mit einer Übung, die nur wenige Minuten dauert, wie z. B. die folgende:

## Kurze Meditationsübung (Dauer: 2 bis 5 Minuten)

Meditieren kann man immer und überall. Zum Üben ist es sinnvoll, eine aufrechte Haltung einzunehmen. Wenn der Rücken gerade ist, kann der Atem frei fließen. Das geht im Stehen, im Sitzen oder im Liegen. Sie bestimmen, wie lange die Meditation dauert. Bei den ersten Meditationsversuchen können Sie sich hierfür einen Wecker stellen, um langsam ein Gefühl für die Länge der Ruhe zu bekommen.

> Suchen Sie sich einen Ort, an dem Sie für kurze Zeit völlig ungestört sind. Setzen, stellen oder legen Sie sich so hin, dass Sie sich wohlfühlen. Spüren Sie dabei bewusst den Boden unter den Füßen, wenn Sie stehen, den Stuhl beim Sitzen oder beim Liegen den Boden an Kopf, Rücken, Beinen und Armen.

> Atmen Sie nun ein paar Mal tief ein und aus. Schließen Sie dabei ruhig die Augen. Nach dem langsamen Einatmen folgt eine kurze Pause, erst dann atmen Sie wieder ruhig aus. Mit dem Ausatmen entspannen Sie Ihre Schultern, Ihren Kiefer, Ihr Denken, und Sie gehen mit der Aufmerksamkeit in sich hinein.

> Legen Sie nun Ihre rechte Hand breit und weich auf Ihre Brust. Die linke Hand auf Ihren Bauch, wo sich Ihre Bauchdecke durch Ihren Atem regelmäßig hebt und senkt.

> Spüren Sie, was unter Ihren Händen geschieht und wie es sich anfühlt: die Bewegung des Atems im Körper, den Herzschlag, die Wärme Ihres Körpers und Ihrer Hände. Ihre Aufmerksamkeit wird in Ihren Körper gelenkt, näher an Ihr Inneres heran. Vielleicht atmen Sie plötzlich etwas tiefer und leichter, und es kommt ein Aufatmen über Sie: Ich spüre mich, ich bin da.

> Wenn das Klingeln des Weckers Sie wieder zurückholt in die Wirklichkeit, strecken Sie sich, atmen noch einmal tief ein und öffnen die Augen.

# BEWEGUNG UND STRETCHING

Das Abnehmen und der gleichzeitige Muskelaufbau sind mit der Sirtfood-Diät bei-

## ZUM AUFWÄRMEN

Vor jeder sportlichen Betätigung oder dem Stretching ein wenig aufwärmen, z. B.:

> Einige Minuten auf der Stelle laufen und die Arme mitschwingen lassen.

> »Fahrradfahren« – auf den Rücken legen, die Beine anheben, leicht mit den Händen in Hüfthöhe abstützen und dann mit den Beinen in der Luft die gedachten Fahrradpedale durchtreten.

> Schattenboxen – auf der Stelle hin- und hertrippeln, mit den Armen in die Boxhaltung gehen und gegen einen imaginären Gegner boxen.

> Eine flotte Musik anschalten und dazu tanzen.

## EINFACHE ÜBUNGEN

### Für die Bauchmuskulatur

**1** Legen Sie sich bequem mit dem Rücken auf den Boden. Winkeln Sie Ihre Beine an. Fersen, Becken und der untere Rückenbereich drücken auf den Boden. Hände in den Nacken legen, und die Ellbogen zeigen nach außen.

**2** Heben Sie den Kopf und rollen Sie den Oberkörper langsam auf. Kurz die Spannung halten und dann wieder langsam zurückgehen. Der Blick ist zur Decke gerichtet. Der Bauch bleibt währenddessen immer angespannt.

Diese Übung bringt kräftige Bauchmuskeln und ist gut gegen Rückenschmerzen.

Übung 5 – 10-mal wiederholen.

### Für Po und Oberschenkel

**1** Legen Sie sich auf den Bauch, nehmen Sie die Arme nach vorne und verschränken Sie die Hände unter der Stirn. Ihre Zehenspitzen berühren den Boden.

**2** Heben Sie nun beide Beine gestreckt vom Boden, aber nicht höher als 5 cm. Die Fersen pressen Sie währenddessen aneinander. Kurz die Spannung halten und anschließend die Beine wieder senken.

Zu Beginn die Übung 5-mal wiederholen, dann nach und nach steigern auf bis zu 10-mal.

### Für eine schlanke Taille

**1** Stellen Sie sich aufrecht hin. Die Beine stehen schulterbreit auseinander, die Füße zeigen nach außen.

**2** Bauchmuskeln anspannen und dann den Oberkörper nach links beugen. Der linke Arm wandert dabei zum linken Fuß, der rechte Arm zeigt nach oben.

10-mal wiederholen, dann die Übung auf der rechten Seite durchführen.

---

nahe ein Kinderspiel. Leicht, ohne große Anstrengung, verlieren Sie an Gewicht und bauen Muskelmasse auf. Dennoch gibt es ja immer so ein paar Körperregionen, die man gerne etwas besser geformt und gestrafft sähe – die leidigen Problemzonen, die uns stören und die wir am liebsten schon gestern losgeworden wären. Mit leichter Bewegung und gezielten Übungen und Stretching können Sie den Körper ein wenig dabei unterstützen, auch die Problemzonen bei der Gewichtsabnahme gezielt anzugehen.

**MERKE** Die Muskeln sollten aufgewärmt werden, denn vor Beginn einer jeden sportlichen Betätigung sind sie einfach spröde und reißen oder zerren möglicherweise schnell.

# DIE SIRTFOOD-DIÄT IM ÜBERBLICK

## PHASE 1

### Entgiftungstage (1. – 3. Tag)

| | |
|---|---|
| **Frühstück** | Grüner Smoothie |
| **Zwischendurch** | Gemüsebrühe, Obst* |
| **Mittag** | Suppe |
| **Zwischendurch** | Gemüsebrühe, Obst* |
| **Abend** | Grüner Smoothie |

**Zusätzlich:** Reichlich Wasser und bis zu 4 Tassen Tee trinken, z. B. grüner Tee, Brennnessel-, Mariendistel- oder Koriandertee

*Bevorzugtes Obst sind polyphenolreiche Sorten wie z. B. Zitrusfrüchte (Orangen oder Grapefruits), Beeren (Erd-, Him-, Heidelbeeren, je nach Jahreszeit frisch oder tiefgefroren), Äpfel, rote Trauben, getrocknete Cranberrys, Aroniabeeren oder Granatapfelkerne.*

## PHASE 2

### Umbautage (4. und 5. Tag)

| | |
|---|---|
| **Frühstück** | Grüner Smoothie |
| **Mittag** | Leichte Mahlzeit; 20 g dunkle Schokolade |
| **Zwischendurch** | Gemüsebrühe, Obst* |
| **Abend** | Grüner Smoothie |

### Umbautage (6. und 7. Tag)

| | |
|---|---|
| **Frühstück** | Grüner Smoothie |
| **Mittag** | Leichte Mahlzeit; 20 g dunkle Schokolade |
| **Abend** | Suppe |

**Zusätzlich:** Reichlich Wasser und bis zu 4 Tassen Tee trinken, z. B. grüner Tee, Brennnessel-, Mariendistel- oder Koriander-Tee. Außerdem bis zu 3 Tassen Kaffee, wenn gewünscht.

*Bevorzugtes Obst sind polyphenolreiche Sorten wie z. B. Zitrusfrüchte (Orangen oder Grapefruits), Beeren (Erd-, Him-, Heidelbeeren, je nach Jahreszeit frisch oder tiefgefroren), Äpfel, rote Trauben, getrocknete Cranberrys, Aroniabeeren oder Granatapfelkerne.*

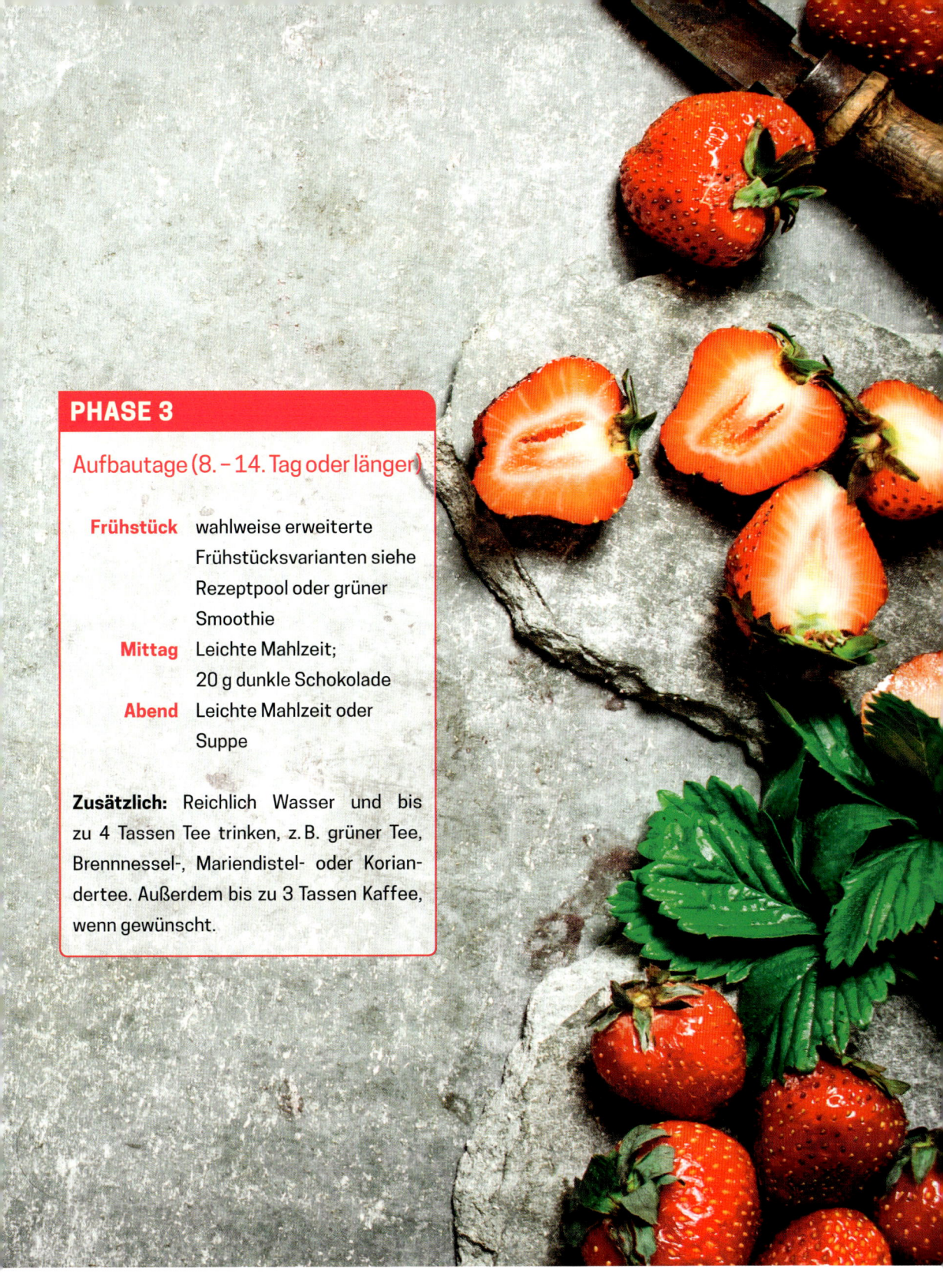

## PHASE 3

### Aufbautage (8. – 14. Tag oder länger)

| | |
|---|---|
| **Frühstück** | wahlweise erweiterte Frühstücksvarianten siehe Rezeptpool oder grüner Smoothie |
| **Mittag** | Leichte Mahlzeit; 20 g dunkle Schokolade |
| **Abend** | Leichte Mahlzeit oder Suppe |

**Zusätzlich:** Reichlich Wasser und bis zu 4 Tassen Tee trinken, z. B. grüner Tee, Brennnessel-, Mariendistel- oder Koriandertee. Außerdem bis zu 3 Tassen Kaffee, wenn gewünscht.

# DIE **SIRTFOOD-DIÄTREZEPTE**

**ENTGIFTUNGSTAGE 1. - 3. TAG** Zur Entgiftung eignen sich grüne Smoothies hervorragend, da sie aufgrund ihres hohen Bitterstoffgehalts die Verdauung anregen. Die Verdauungssäfte der Organe, wie z. B. Leber, Magen oder Bauchspeicheldrüse, werden vermehrt gebildet, was wiederum den Reinigungs- und Entgiftungsprozess fördert. Gleichzeitig liefern grüne Smoothies eine Vielzahl an Vitalstoffen, die dem Körper den nötigen Schwung geben, um Stoffwechselprozesse voranzutreiben.

# GRÜNER **SELLERIE-SMOOTHIE**

**Für 1 Personen**

1 Handvoll Feldsalat
1 Selleriestange mit Blattgrün
½ Gurke
½ Banane
1 Stk. Ingwer (2 cm)
3 – 4 Korianderblätter
250 ml Kokoswasser

*ZUBEREITUNGSZEIT ca. 10 Min.*

**1**   Feldsalat waschen und trocken schütteln. Die Selleriestange waschen, putzen und mit dem Blattgrün grob zerkleinern. Gurke waschen und in grobe Würfel schneiden.

**2**   Banane schälen und in Scheiben schneiden. Ingwer reiben und die Korianderblätter grob hacken.

**3**   Feldsalat und Selleriestücke mit etwas Kokoswasser in den Mixer geben und kräftig mixen. Anschließend Gurke, Banane, Ingwer und Koriander mit dem restlichen Kokoswasser zugeben und erneut gut mixen.

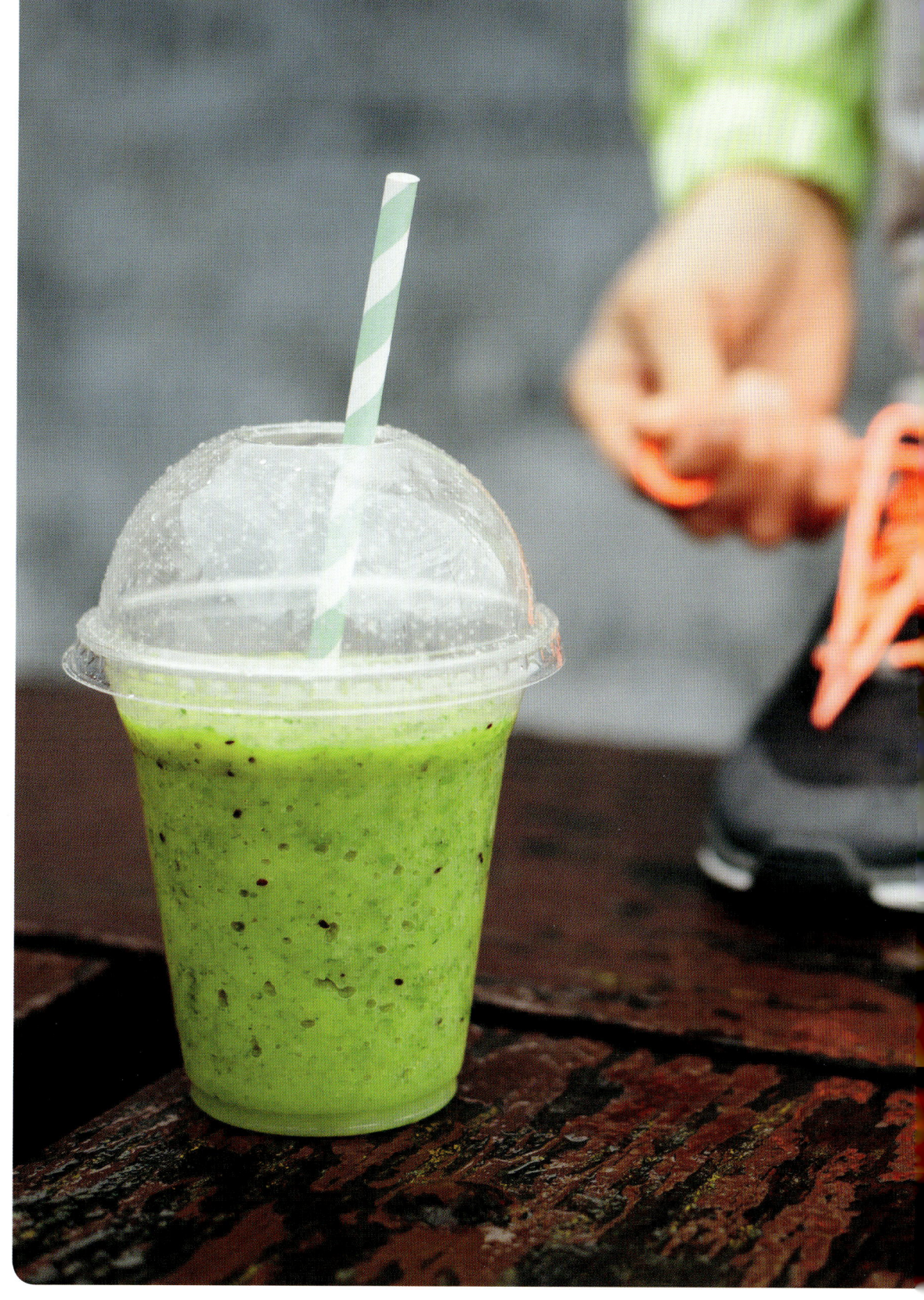

# GRÜNER
# SALAT-SMOOTHIE

**Für 1 Personen**

1 Handvoll Feldsalat
1 Handvoll Rukola
1 Apfel
1 Stk. Ingwer (ca. 2 cm)
200 ml Kokoswasser
1 TL Kurkuma

*ZUBEREITUNGSZEIT* *10 Min.*

**1** Feldsalat und Rukola waschen und trocken schütteln. Apfel waschen, vierteln, Kernhaus entfernen und das Fruchtfleisch in grobe Würfel schneiden. Ingwer mit der Schale reiben.

**2** Den Salat mit etwas Kokoswasser in einen Mixer geben und gründlich mixen. Anschließend die Apfelwürfel, Ingwer, Kurkuma und das restliche Kokoswasser dazugeben und noch mal kräftig mixen.

# GRÜNER
# KOHL-SMOOTHIE

**Für 1 Personen**

2 – 3 Blätter Grünkohl
1 Stangensellerie mit Blattgrün
1 Handvoll Petersilie
½ Banane
1 Handvoll Erdnüsse, ungesalzen
1 TL Kurkuma

*ZUBEREITUNGSZEIT* *ca. 10 Min.*

**1** Grünkohlblätter waschen, trocken tupfen und in feine Streifen schneiden. Stangensellerie waschen, putzen und mit dem Blattgrün klein schneiden.

**2** Petersilie waschen, trocken schütteln und grob hacken. Banane schälen und in Scheiben schneiden. Grünkohlblätter, Stangensellerie, Petersilie und Erdnüsse mit 250 ml Wasser in einen Mixer geben und gründlich mixen, bis eine gleichmäßige Konsistenz entsteht. Anschließend Banane und Kurkuma dazugeben und ein weiteres Mal kräftig mixen.

# KRÄUTER-**SMOOTHIE**

**1**  Rukola, Basilikum und Liebstöckelkraut waschen und trocken schütteln. Banane schälen und in Scheiben schneiden. Ingwer fein reiben.

**2**  Rukola, Basilikum und Liebstöckelkraut zusammen mit dem grünen Tee in einen Mixer geben und gründlich mixen. Anschließend Walnusskerne, Banane und Ingwer zufügen und erneut kräftig mixen, bis eine gleichmäßige Konsistenz entsteht.

**Für 1 Personen**

1 Handvoll Rukola

4 – 6 Blätter Basilikum

einige Blätter Liebstöckelkraut (Maggikraut)

½ Banane

1 Stk. Ingwer (2 cm)

250 ml grüner Tee

5 Walnusshälften

*ZUBEREITUNGSZEIT  ca. 10 Min.*

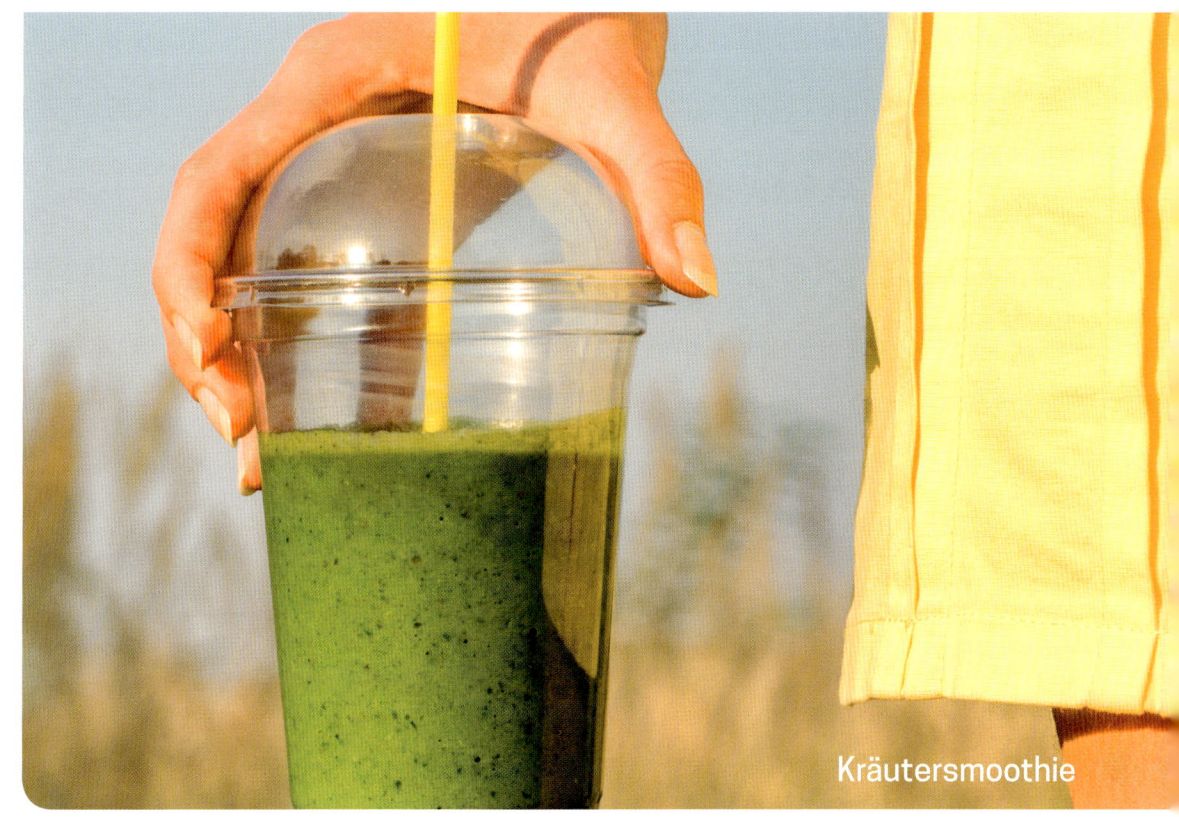

Kräutersmoothie

# GRÜNER
# CHICORÉE-SMOOTHIE

**Für 1 Personen**

4 – 5 Blätter Chicorée

1 Handvoll Rucola

1 Orange

½ Banane

3 – 4 Blätter Zitronenmelisse

250 ml grüner Tee

*ZUBEREITUNGSZEIT  ca. 10 Min.*

**1**  Chicorée und Rucola waschen und abtropfen lassen. Orange schälen und das Fruchtfleisch grob zerkleinern. Banane schälen und in Stücke schneiden. Zitronenmelisseblätter grob hacken.

**2**  Chicorée und Rucola mit etwas grünem Tee mixen. Anschließend Orange, Banane und die gehackten Zitronenmelisseblätter zusammen mit dem restlichen grünen Tee in den Mixer geben und ein weiteres Mal kräftig mixen.

**TIPP**  Kochen Sie gleich eine große Kanne grünen Tee und trinken Sie den Rest über den Tag verteilt!

# WILDKRÄUTER-SMOOTHIE

**Für 1 Personen**

1 Handvoll Kräuter (am besten Wildkräuter wie z. B. Brennnessel oder Löwenzahn; alternativ Kresse oder Petersilie)

1 Handvoll Feldsalat

1 Apfel

½ Avocado

1 EL gehackte rote Zwiebel

etwas Chilipulver

*ZUBEREITUNGSZEIT  ca. 15 Min.*

**1**  Wildkräuter und Feldsalat waschen und trocken schleudern. Apfel waschen, vierteln, Kernhaus entfernen und das Fruchtfleisch grob zerkleinern. Das Fruchtfleisch aus der Avocado herauslösen und klein schneiden.

**2**  Wildkräuter, Feldsalat und Zwiebelwürfel in einen Mixer geben und mit 250 ml Wasser kräftig mixen. Anschließend Apfel, Avocado und Chilipulver zufügen und erneut kräftig mixen, bis eine gleichmäßige Konsistenz entsteht.

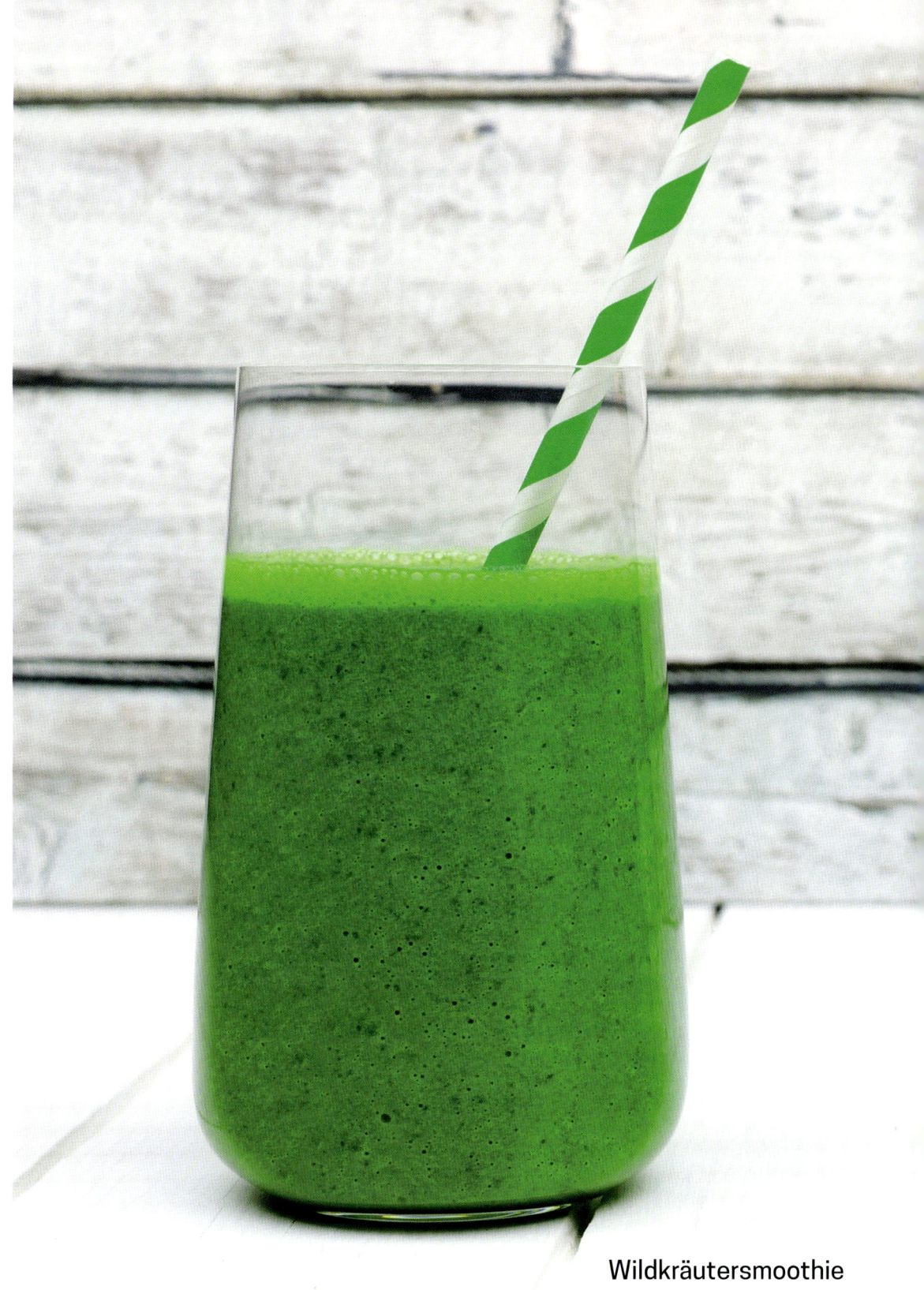

Wildkräutersmoothie

## PHASE 1 - SUPPEN

**ENTGIFTUNGSPHASE 1. - 3. TAG** Um den Entgiftungsprozess in den ersten drei Tagen möglichst effektiv zu unterstützen, haben sich ungebundene Gemüsesuppen als besonders wirksam erwiesen. Gemüsesuppen wärmen schön von innen, enthalten nur wenig Kalorien, und gleichzeitig liefert das Gemüse viele basische Mineralstoffe, die sich günstig auf den Säure-Basen-Haushalt und somit die innere Reinigung und Entsäuerung auswirken.

# GEMÜSEBRÜHE – GRUNDREZEPT

**Für 4 Personen oder ca. 1,3 Liter**

2 Karotten
1 Pastinake
150 g Knollensellerie
1 Stange Lauch
100 g Champignons
2 rote Zwiebeln
2 Knoblauchzehen
1 Bund Petersilie
4 – 6 Korianderblätter
1 EL Olivenöl
1 TL Salz
2 Gewürznelken

*ZUBEREITUNGSZEIT ca. 90 Min.*

**1**   Karotten und Pastinake waschen, schaben und grob würfeln. Sellerie putzen, schälen und in grobe Würfel schneiden. Lauch putzen, waschen und in feine Ringe schneiden.

**2**   Pilze putzen und halbieren. Zwiebeln und Knoblauch abziehen und in feine Würfel schneiden. Petersilie und Koriander waschen, abtropfen lassen, grob hacken.

**3**   In einem hohen Topf das Öl erhitzen und Gemüse, Kräuter, Salz und Gewürznelken dazugeben, gut mischen und einige Minuten anbraten, bis das Gemüse leicht Farbe annimmt. Mit 1 ½ l Wasser aufgießen.

**4**   Das Ganze aufkochen lassen und 1 Stunde bei kleiner bis mittlerer Hitze köcheln lassen. Die Brühe durch ein Sieb gießen. Die Brühe weiterverarbeiten (s. Tipp).

**TIPP** Bereiten Sie die Gemüsebrühe auf Vorrat zu. Sie können sie in Eiswürfelbehälter füllen und einfrieren. Die gefrorenen Brühewürfel dann in Gefrierbeutel umfüllen und aufbewahren. So können Sie sie bequem portionsweise entnehmen.

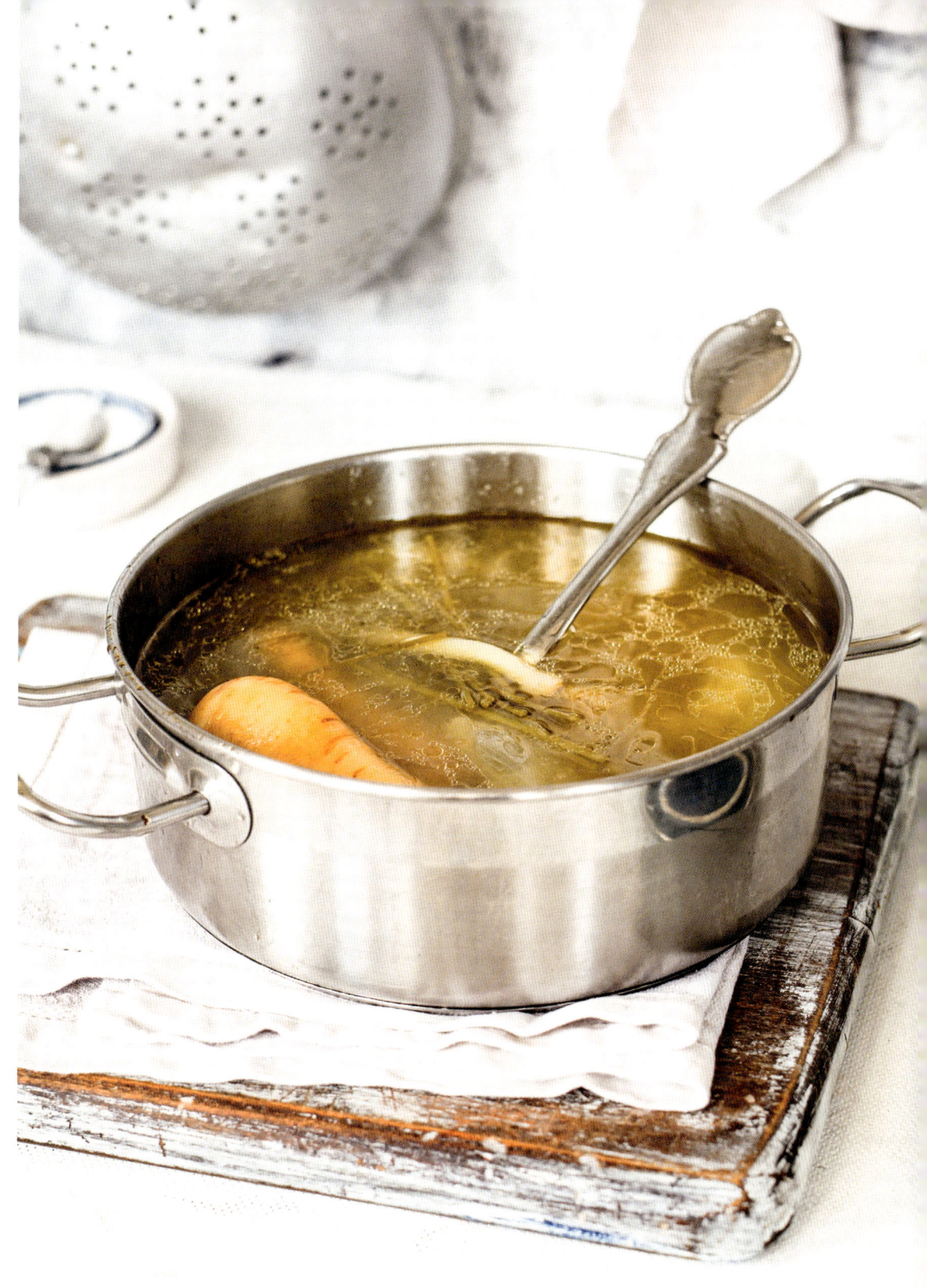

# GRÜNE **GEMÜSESUPPE**

**Für 1 Personen**

300 ml Gemüsebrühe (s. Grundrezept S. 100 oder Fertigbrühe)

1 Kartoffel

½ Stange Lauch

150 g Brokkoli

150 g Spinatblätter

1 Stk. Ingwer (ca. 2 cm)

2 TL Kokosöl

einige Korianderblätter, gehackt

*ZUBEREITUNGSZEIT*
*ca. 25 Min. (ohne Brühekochen)*

**1**   Die Brühe gegebenenfalls frisch zubereiten oder aus dem Vorrat nehmen. Kartoffel waschen, schälen und klein würfeln. Lauch putzen, waschen, in feine Ringe schneiden. Brokkoli putzen und in kleine Röschen teilen. Spinat waschen, trocken schütteln und in grobe Streifen schneiden. Ingwer fein reiben.

**2**   Kokosöl im Topf erhitzen, Ingwer und Kartoffel zugeben und kurz anbraten. Mit Brühe aufgießen, 10 Minuten köcheln lassen. Brokkoli zugeben, 5 Minuten köcheln lassen. Lauch und Spinat dazugeben und weitere 5 Minuten köcheln lassen. Suppe pürieren und auf einem Teller anrichten. Mit Koriander bestreuen.

# **KAROTTEN**SUPPE

**Für 1 Personen**

1 EL grüne Teeblätter

300 ml heißes Wasser

2 Karotten

1 Kartoffel

1 kleine rote Zwiebel

1 EL Olivenöl

1 Lorbeerblatt

1 Nelke

1 Pck. gemischte
Kräuter (tiefgekühlt)

Salz, Pfeffer

*ZUBEREITUNGSZEIT   ca. 40 Min.*

**1**   Teeblätter mit dem heißen Wasser aufgießen und 5 Minuten ziehen lassen.

**2**   Karotten waschen, putzen, bürsten und würfeln. Kartoffel waschen, schälen und in grobe Würfel schneiden. Zwiebel abziehen, halbieren und würfeln.

**3**   Olivenöl in einem Topf erhitzen und Karotten, Kartoffel und Zwiebel darin 5 Minuten dünsten. Mit dem Tee aufgießen. Lorbeerblatt und Nelke dazugeben. 15 – 20 Minuten bei mittlerer Hitze köcheln lassen.

**4**   Lorbeerblatt und Nelke entfernen und die Suppe pürieren. Die Kräuter daruntermischen, 5 Minuten ziehen lassen. Mit Salz und Pfeffer kräftig abschmecken.

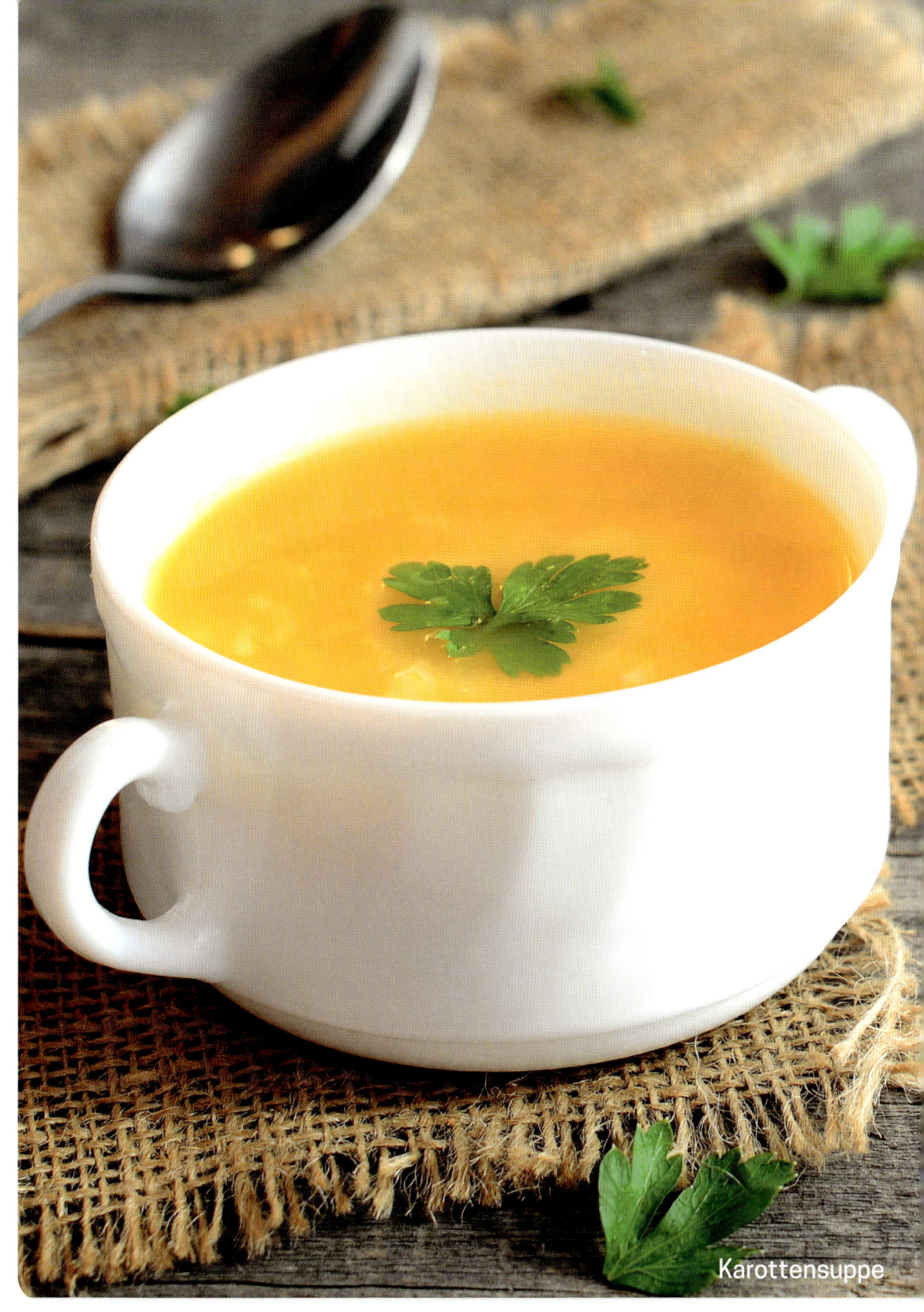

Karottensuppe

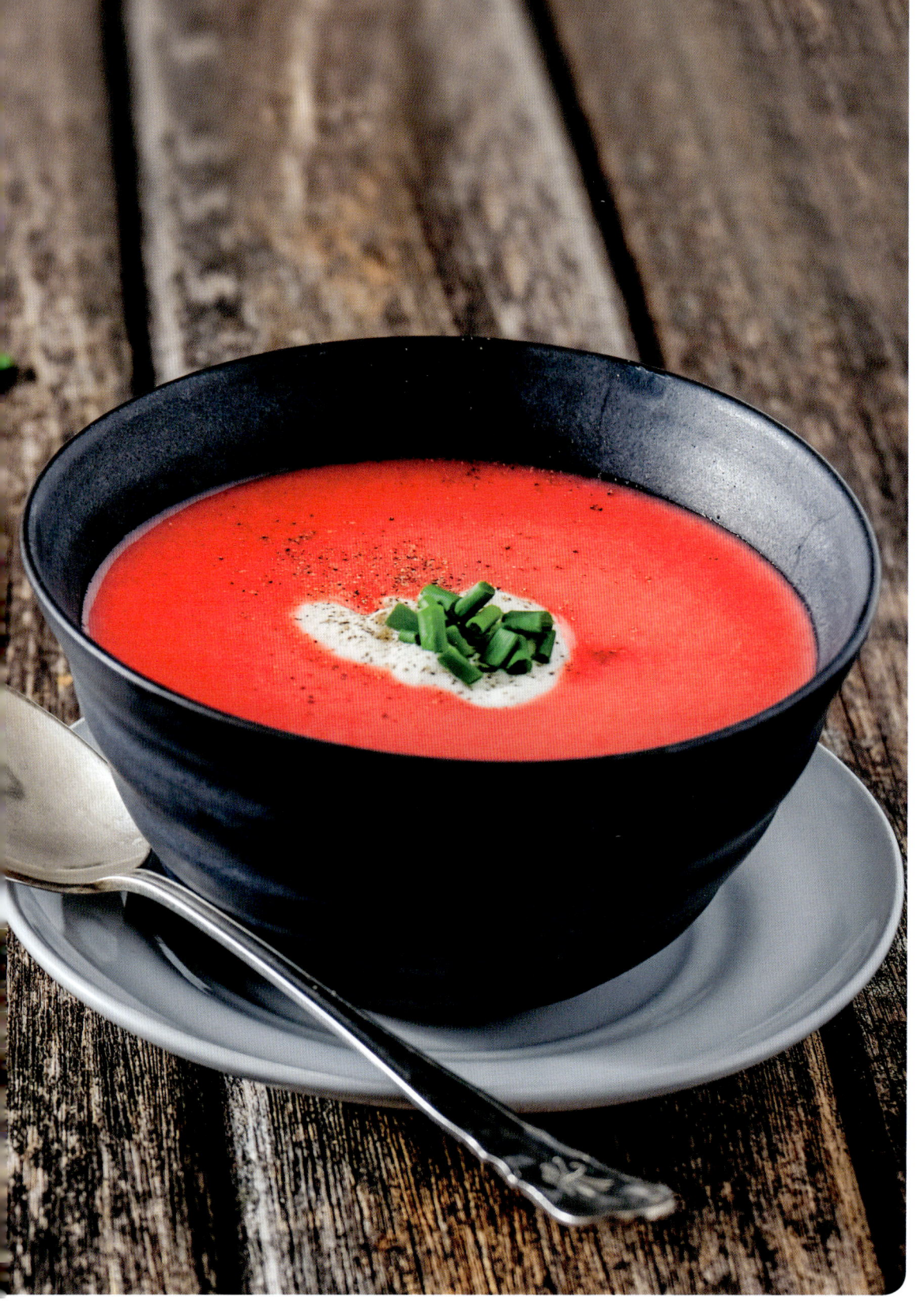

# ROTE-BETE-SUPPE

**1**   Rote Bete schälen, putzen und in Würfel schneiden (Achtung: Einweghandschuhe benutzen; Rote Bete färben sehr stark).

**2**   Karotte putzen und in Scheiben schneiden. Zwiebel und Knoblauch abziehen. Zwiebel in feine Würfel schneiden. Die Knoblauchzehe durch eine Presse drücken.

**3**   Rote-Bete- und Karottenwürfel in einen Topf geben, mit 300 ml Wasser aufgießen und zum Kochen bringen. Ca. 30 Minuten bei niedriger Hitze köcheln lassen.

**4**   Inzwischen Olivenöl in einer Pfanne erhitzen. Zwiebel und Knoblauch darin andünsten. Anschließend Zwiebel und Knoblauch zur Roten Bete und der Karotte geben.

**5**   Die Suppe mit Pfeffer, Salz und Zitronensaft abschmecken und mit einem Pürierstab pürieren. Vor dem Servieren mit der gehackten Petersilie bestreuen.

**Für1 Personen**

300 g Rote Bete, frisch

1 Karotte

½ rote Zwiebel

1 Knoblauchzehe

2 TL Olivenöl

schwarzer Pfeffer

Meersalz

2 EL frisch gepresster Zitronensaft

1 EL gehackte Petersilie

*ZUBEREITUNGSZEIT   ca. 40 Min.*

## PHASE 2 - SMOOTHIES

**UMBAUPHASE 4. – 7. TAG** Während die Smoothies für die Entgiftungsphase mit nur wenigen Zutaten gemixt werden, sind nun die Smoothies für die Umbauphase etwas gehaltvoller, denn sie enthalten zusätzlich einen Eiweißanteil, wie z. B. Nüsse, Chia- oder Hanfsamen. Die Zutaten werden außerdem erweitert durch sirtuinreiche Obstsorten wie z. B. Him-, Erd- oder Heidelbeeren.

# GRÜNER
# AVOCADO-SMOOTHIE

**Für 1 Personen**

2 – 3 Blätter Grünkohl
1 Handvoll Rukola
1 Apfel
½ Avocado
1 Stk. Ingwer (2 cm)
250 ml Kokoswasser
1 EL Chiasamen

*ZUBEREITUNGSZEIT ca. 10 Min.*

**1** Grünkohlblätter waschen, trocken tupfen und in feine Streifen schneiden. Rukola waschen und trocken schleudern.

**2** Apfel waschen, vierteln, Kernhaus entfernen und das Fruchtfleisch in grobe Würfel schneiden. Das Fruchtfleisch aus der Avocado lösen und klein schneiden. Ingwer fein reiben.

**3** Grünkohl und Rucola mit Kokoswasser in einem Mixer gut pürieren. Anschließend Apfelwürfel, Avocado, geriebenen Ingwer und Chiasamen dazugeben und den Smoothie ein weiteres Mal kräftig mixen, bis eine gleichmäßige Konsistenz entsteht.

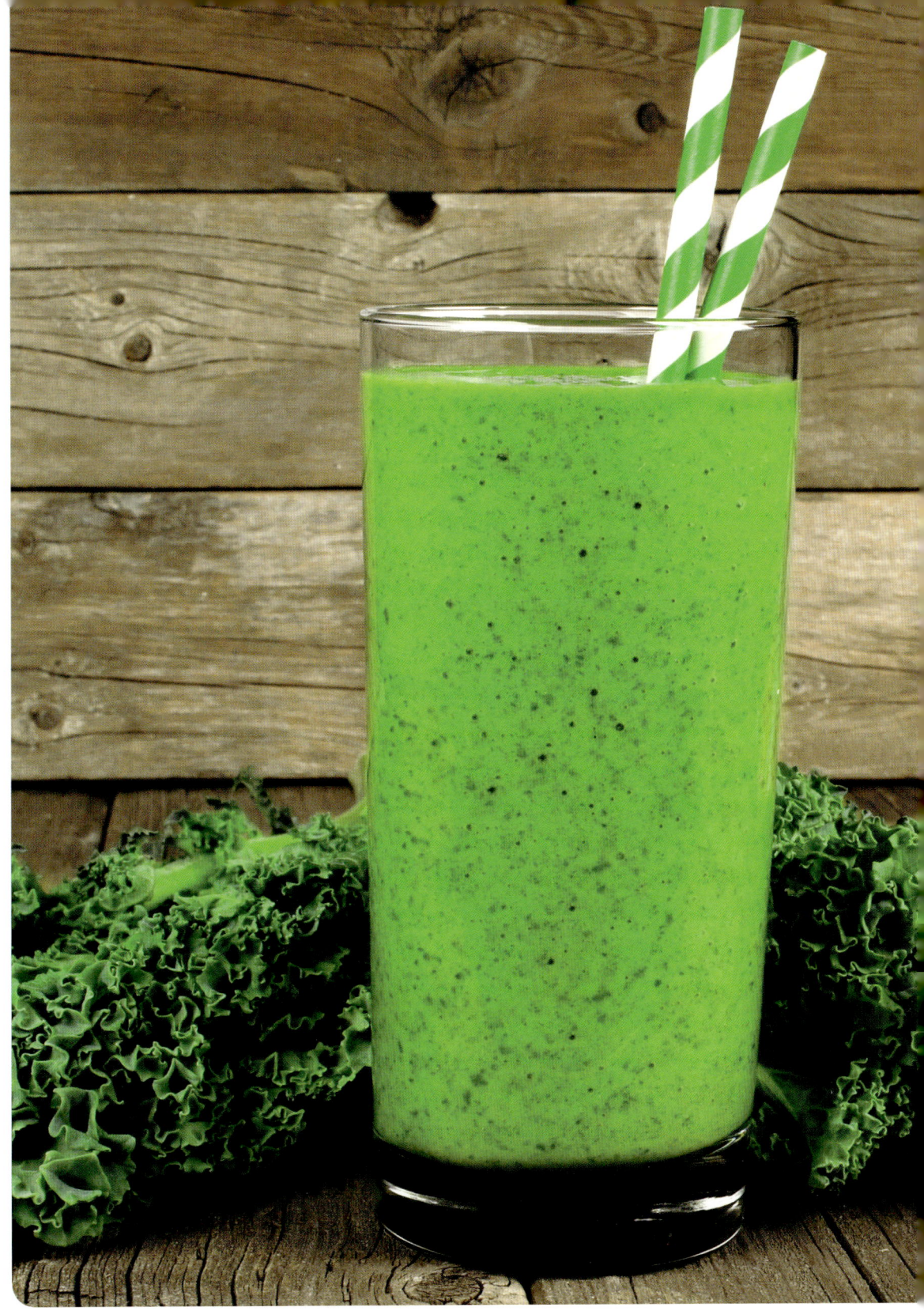

# PETERSILIEN-SMOOTHIE

**Für 1 Personen**

1 Bund Petersilie

2–3 Korianderblätter

1 Apfel

½ Gurke

½ Banane

1 EL Hanfsamen

ZUBEREITUNGSZEIT   ca. 10 Min.

**1**   Petersilie und Koriander waschen und trocken schleudern. Apfel waschen, vierteln, Kernhaus entfernen und das Fruchtfleisch in grobe Würfel schneiden. Gurke waschen und in grobe Würfel schneiden. Banane schälen und in Scheiben schneiden.

**2**   Petersilie und Koriander mit ca. 100 ml Wasser in einen Mixer geben und kräftig mixen. Anschließend die Gurken- und Bananenstücke mit weiteren 150 ml Wasser dazugeben und erneut mixen. Zum Schluss Hanfsamen zu dem Smoothie geben und noch einmal leicht aufmixen.

# POPEYE-SMOOTHIE

**Für 1 Personen**

1 Handvoll Spinat

½ Avocado

½ Mango

5 Walnusshälften

etwas Chilipulver

ZUBEREITUNGSZEIT   ca. 10 Min.

**1**   Spinat gründlich waschen und trocken schütteln. Das Fruchtfleisch der halben Avocado aus der Schale lösen und klein schneiden. Mangohälfte schälen und das Fruchtfleisch in Würfel schneiden.

**2**   Spinat mit ca. 100 ml Wasser in einen Mixer geben und kräftig mixen. Anschließend Avocado, Mango, Walnusskerne und 150 ml Wasser zugeben und erneut kräftig mixen, bis eine gleichmäßige Konsistenz entsteht. Mit etwas Chilipulver würzen.

# HIMBEER-
## BANANEN-SMOOTHIE

**1**  Feldsalat waschen und trocken schleudern. Banane schälen und in Scheiben schneiden. Ingwer fein reiben.

**2**  Feldsalat, Granatapfelkerne und Walnüsse mit ca. 150 ml Wasser in einen Mixer geben und gründlich mixen. Anschließend Himbeeren, Banane und Ingwer mit weiteren 150 ml Wasser mixen, bis eine gleichmäßige Konsistenz entsteht.

**TIPP**  Getrocknete Granatapfelkerne kann man auch einweichen – mindestens 20 Minuten –, dann lassen sie sich leichter verarbeiten.

**TIPP**  Himbeeren lassen sich frisch oder tiefgefroren schnell und einfach verbereiten und passen zu fast jedem Gericht, wie z.B. in Smoothies, im Müsli, in Fleisch, Fisch, in Salaten oder Soßen. Der Kreativität sind keine Grenzen gesetzt.

**Für 1 Personen**

1 Handvoll Feldsalat

½ Banane

1 Stk. Ingwer (2 cm)

1 TL Granatapfelkerne, getrocknet

5 Walnusshälften

120 g Himbeeren, frisch oder tiefgefroren

*ZUBEREITUNGSZEIT*
*ohne Einweichzeit ca. 10 Min.*

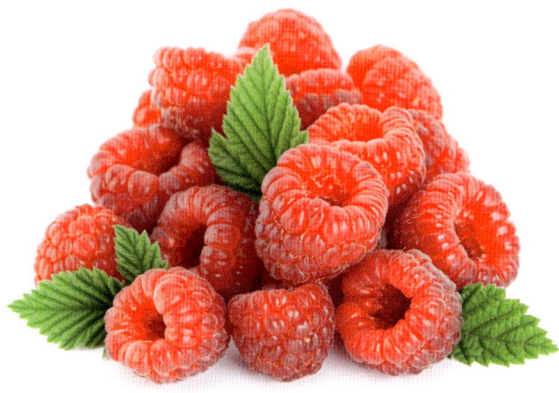

Säuren und Gerbstoffe in den Himbeeren unterstützen die Leber sehr gut bei der Entgiftung.

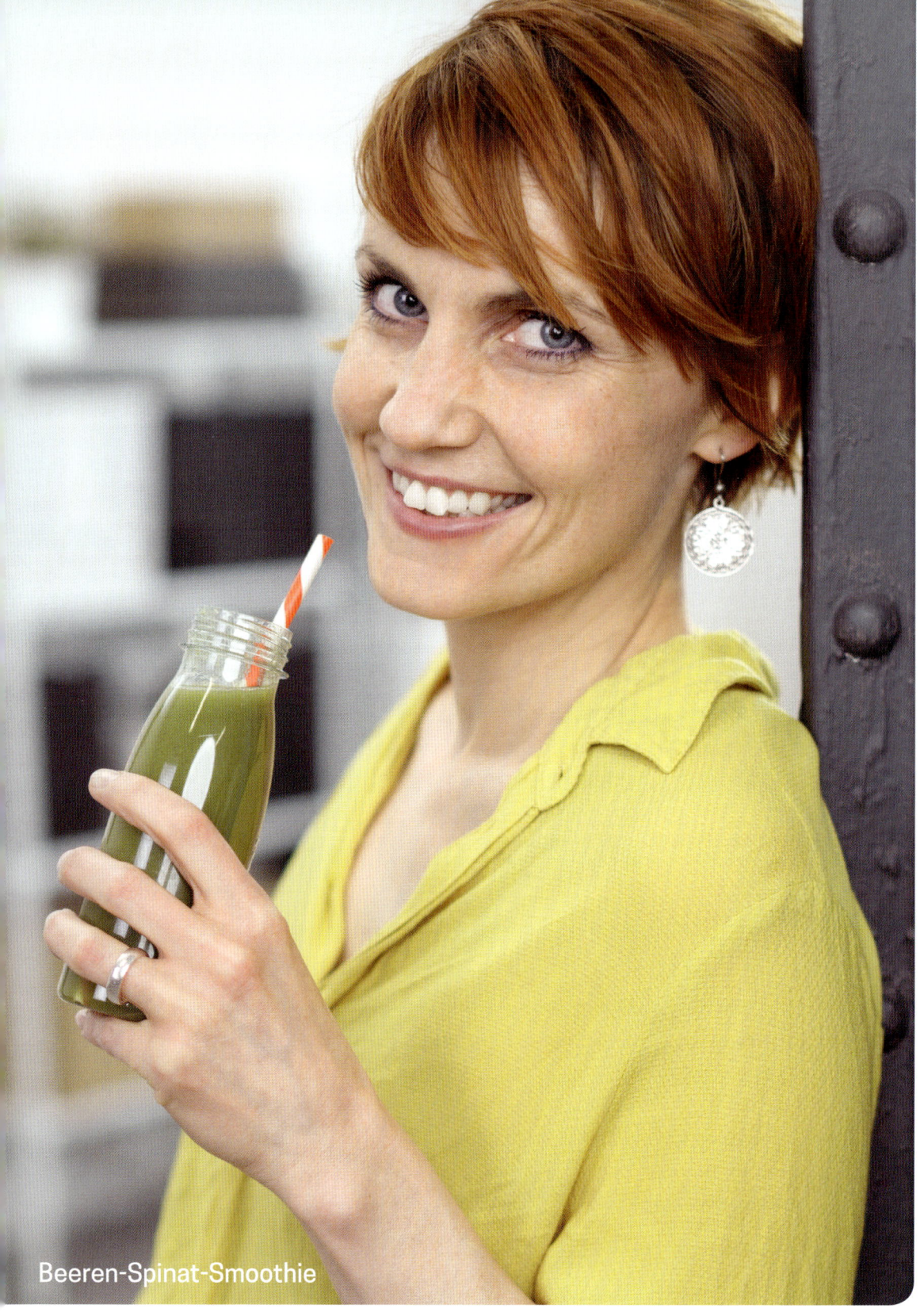

Beeren-Spinat-Smoothie

# BEEREN-SPINAT-
## SMOOTHIE

**1**   Blattspinat waschen, trocken schleudern, mit etwas Kokoswasser in den Mixer geben und kräftig mixen.

**2**   Frische Beeren vorsichtig waschen, gegebenenfalls putzen und zu den gemixten Spinatblättern geben. Zusammen mit dem restlichen Kokoswasser und den Chiasamen erneut kräftig mixen, bis eine gleichmäßige Konsistenz entsteht.

**Für 1 Personen**

100 g Blattspinat

300 ml Kokoswasser

120 g gemischte Beeren (z. B. Him-, Erd-, Brombeeren), frisch oder tiefgefroren

2 EL Chiasamen

*ZUBEREITUNGSZEIT  ca. 10 Min.*

# MANGO-
## ORANGEN-SMOOTHIE

**1**   Rukola waschen und trocken schleudern. Mango schälen, das Fruchtfleisch in Würfel schneiden. Orange halbieren. Eine Hälfte auspressen, den Saft auffangen. Die andere Hälfte schälen und das Fruchtfleisch würfeln. Apfel waschen, vierteln, Kernhaus entfernen und das Fruchtfleisch grob würfeln. Ingwer fein reiben.

**2**   In einem Mixer Rukola, Orangensaft und 150 ml Wasser mixen. Orange, Mango, Apfel, Ingwer und weitere 150 ml Wasser zugeben und erneut kräftig mixen, bis eine gleichmäßige Konsistenz entsteht. Zum Schluss Hanfsamen untermischen. Mit der Minze garnieren.

**Für 1 Personen**

1 Handvoll Rukola

80 g Mango

1 Orange

1 Apfel

1 Stk. Ingwer (2 cm)

2 EL Hanfsamen

2 – 3 Minzeblätter

*ZUBEREITUNGSZEIT  ca. 10 Min.*

**UMBAU- UND AUFBAUPHASE 4. – 14. TAG** In der Um- und Aufbauphase, wenn der Mahlzeitenrhythmus langsam auf drei Mahlzeiten umgestellt wird, liefern die leichten, gebundenen Suppen in diesem Kapitel die nötige Energie. Sie wärmen von innen und geben ein lange anhaltendes Sättigungsgefühl. Da kommt kein Hunger auf!

# PASTINAKEN-BLUMENKOHL-SUPPE

**Für 1 Personen**

½ rote Zwiebel

150 g Blumenkohl

150 g Pastinaken

2 TL Kokosöl

300 ml Gemüsebrühe (s. Grundrezept S. 100 oder Fertigbrühe)

etwas Chilipulver

1 EL gehackte Petersilie

*ZUBEREITUNGSZEIT  ca. 25 Min.*

**1**   Zwiebel abziehen und in feine Würfel schneiden. Blumenkohl putzen, waschen und in kleine Röschen teilen. Pastinaken waschen, putzen und in Scheiben schneiden.

**2**   Kokosöl in einem Topf erhitzen, Zwiebel, Blumenkohl und Pastinaken kurz andünsten. Anschließend mit der Brühe aufgießen und 15 Minuten köcheln lassen.

**3**   Die Suppe mit Chilipulver würzen und abschmecken. Auf einem vorgewärmten Teller anrichten und mit der gehackten Petersilie garnieren.

**TIPP** Anstelle der selbst gemachten Gemüsebrühe können Sie auch Gemüsebrühepulver verwenden, das frei von Zusatzstoffen ist. Dosieren Sie wie auf dem Etikett angegeben.

# GEMÜSE-
# FISCH-SUPPE

**1**   Zucchini waschen und in feine Streifen schneiden oder hobeln. Mit etwas Salz bestreuen. Zwiebel abziehen und in Würfel schneiden. Sellerie waschen und in feine Ringe schneiden.

**2**   Fischfilet waschen, trocken tupfen und in mundgerechte Stücke schneiden. Etwas salzen.

**3**   Olivenöl in einem Topf erhitzen. Zwiebel- und Selleriestücke darin ca. 3 – 5 Minuten dünsten. Kurkuma zugeben, kurz mitdünsten und das Ganze mit der Gemüsebrühe auffüllen. 5 Minuten leicht köcheln lassen.

**4**   Fischwürfel und Zucchini dazugeben und die Suppe weitere 5 Minuten leicht köcheln lassen. Mit Salz und Chilipulver je nach Bedarf abschmecken.

**TIPP**  Für die Fischsuppe kann man gern mit anderen Gemüsesorten experimentieren. Sie schmeckt auch sehr lecker mit Grünkohl. Hierbei sollte nur beachtet werden, das Grünkohl eine längere Garzeit hat. Den Grünkohl 3 – 5 Minuten im Olivenöl dünsten. Dann in der Brühe 15 Minuten leicht köcheln lassen, bevor man die Fischwürfel dazu gibt.

**Für 1 Personen**

1 kleine Zucchini

Salz

1 rote Zwiebel

2 Stangen Sellerie

150 g Fischfilet (z. B. Kabeljau, Seelachs)

1 EL Olivenöl

1 TL Kurkuma

300 ml Gemüsebrühe (s. Grundrezept S. 100 oder Fertigbrühe)

Chilipulver

*ZUBEREITUNGSZEIT  ca. 30 Min.*

Rote Zwiebeln kurbeln besonders den Fettstoffwechsel an.

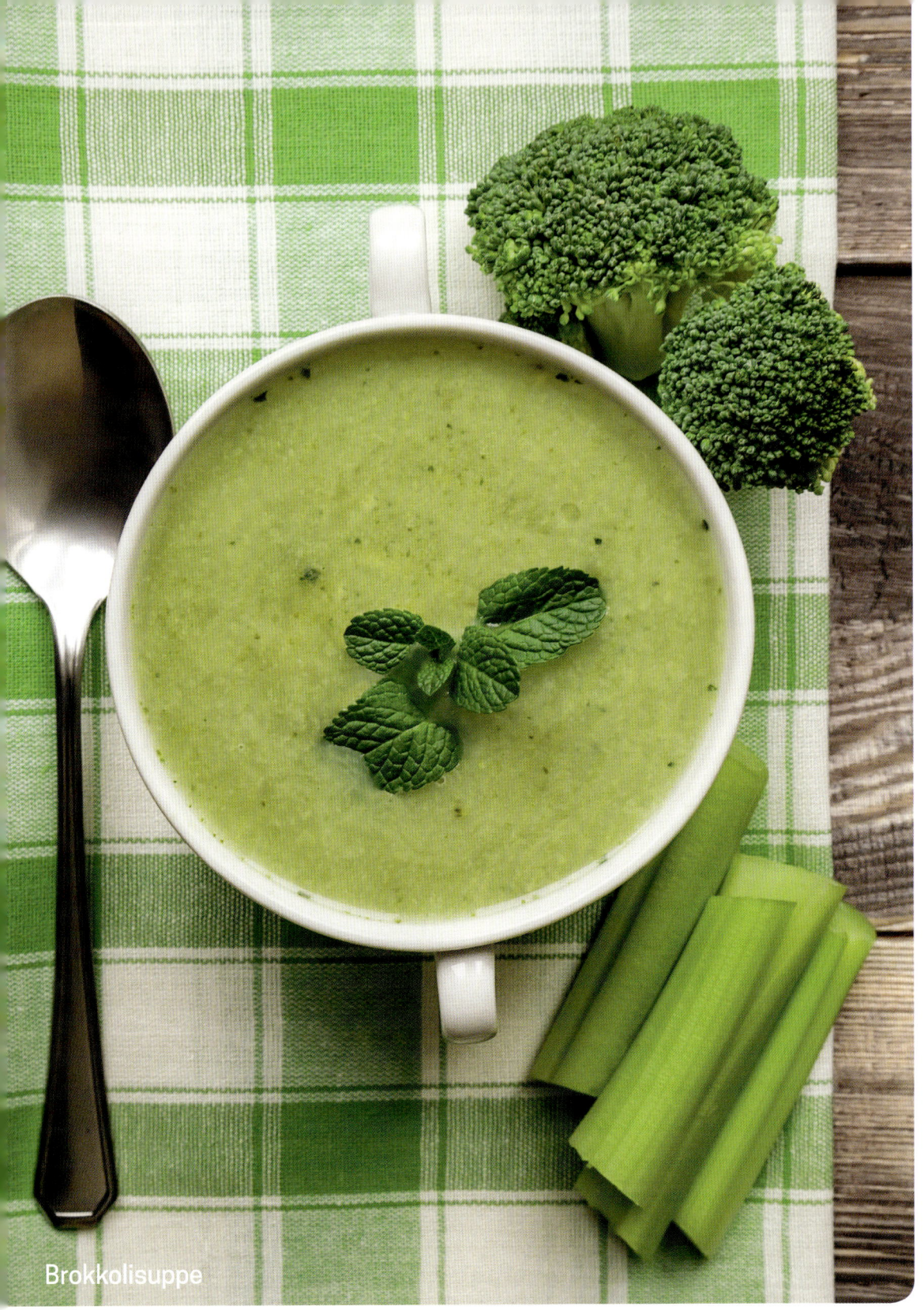

Brokkolisuppe

# BROKKOLISUPPE

**1**   150 ml Wasser mit etwas Salz aufkochen, Buchweizen darin 8 Minuten quellen lassen. Abgießen und abtropfen lassen. Brokkoli putzen, waschen und in Röschen teilen. Stiel schälen und fein schneiden. Brühe aufkochen, Brokkoli zugeben und 10 Minuten darin garen.

**2**   Zwiebel abziehen, fein würfeln. Knoblauch abziehen und durch die Presse drücken. Öl erhitzen, Zwiebel und Knoblauchzehe darin kurz dünsten. Wenn sie gar sind, einige Brokkoliröschen aus der Brühe nehmen. Gedünstete Zwiebel und Knoblauch in die Brühe geben und die Suppe pürieren. Mit Salz, Pfeffer und Muskat abschmecken. Zurückbehaltene Brokkoliröschen sowie den Buchweizen in die Suppe geben und kurz erhitzen.

**Für 1 Personen**

Meersalz

25 g Buchweizen, ganz

250 g Brokkoli

300 ml Gemüsebrühe (s. Grundrezept S. 100 oder Fertigbrühe)

½ rote Zwiebel

1 Knoblauchzehe

1 EL Olivenöl

Pfeffer aus der Mühle

Muskatnuss, frisch gerieben

*ZUBEREITUNGSZEIT  ca. 25 Min.*

# BUNTE TOFUSUPPE

**1**   Tofu würfeln. Brokkoli waschen, putzen, Röschen abtrennen. Brokkolistiel schälen und in dünne Scheiben schneiden. Paprika waschen, Kerne und Trennwände entfernen. Schote in feine Streifen schneiden.

**2**   Chili waschen und in ganz feine Ringe schneiden. Zwiebel abziehen, fein würfeln. Knoblauch abziehen und durch die Presse drücken.

**3**   Öl erhitzen. Zwiebel, Knoblauch und Tofu 2 – 3 Minuten anbraten. Chilischote, Paprika, Brokkoli und Kurkuma zugeben und kurz mitbraten. Brühe angießen, alles 10 Minuten bei mittlerer Hitze köcheln lassen. Abschmecken. Kurz vor dem Servieren Sahne dazugeben.

**Für 1 Personen**

100 g Tofu

100 g Brokkoli

1 rote Paprika

¼ rote Chilischote

1 rote Zwiebel, 1 Knoblauchzehe

1 EL Olivenöl

1 TL Kurkuma

300 ml Gemüsebrühe (s. Grundrezept S. 100 oder Fertigbrühe)

Salz, schwarzer Pfeffer

2 EL Sahne

*ZUBEREITUNGSZEIT  ca. 35 Min.*

# CHAMPIGNON-KRÄUTER-SUPPE MIT SCHAFSKÄSE

**Für 1 Personen**

100 g Champignons
50 g Schafskäse
1 rote Zwiebel
1 Knoblauchzehe
1 Kartoffel
2 EL Olivenöl
300 ml Gemüsebrühe (s. Grundrezept S. 100 oder Fertigbrühe)
1 Pck. gemischte Kräuter, tiefgekühlt
Salz, Pfeffer

*ZUBEREITUNGSZEIT  ca. 30 Min.*

**1**  Champignons putzen und in feine Scheiben schneiden. Schafskäse in Würfel schneiden. Zwiebel abziehen und in feine Würfel schneiden. Knoblauch abziehen und durch die Presse drücken. Kartoffel waschen, schälen und in grobe Würfel schneiden.

**2**  1 EL Olivenöl in einem Topf erhitzen. Zwiebel und Knoblauch darin andünsten. Kartoffelwürfel dazugeben und mit der Brühe aufgießen. Alles bei mittlerer Hitze ca. 15 Minuten köcheln lassen.

**3**  Restliches Öl in einer Pfanne erhitzen. Die Champignons ca. 5 Minuten darin dünsten. Beiseitestellen.

**4**  Wenn die Kartoffeln weich sind, die Suppe mit einem Pürierstab mixen. Gemischte Kräuter und Champignons zugeben und kurz erwärmen. Die Suppe mit Salz und Pfeffer abschmecken. Kurz vor dem Servieren die Schafskäsewürfel zur Suppe geben.

**TIPP** Anstelle der tiefgefroren Kräuter können Sie auch einen Bund frische Kräuter verwenden, wie z. B. Borretsch, Dill, Estragon, Kerbel, Liebstöckel, Petersilie oder Schnittlauch.

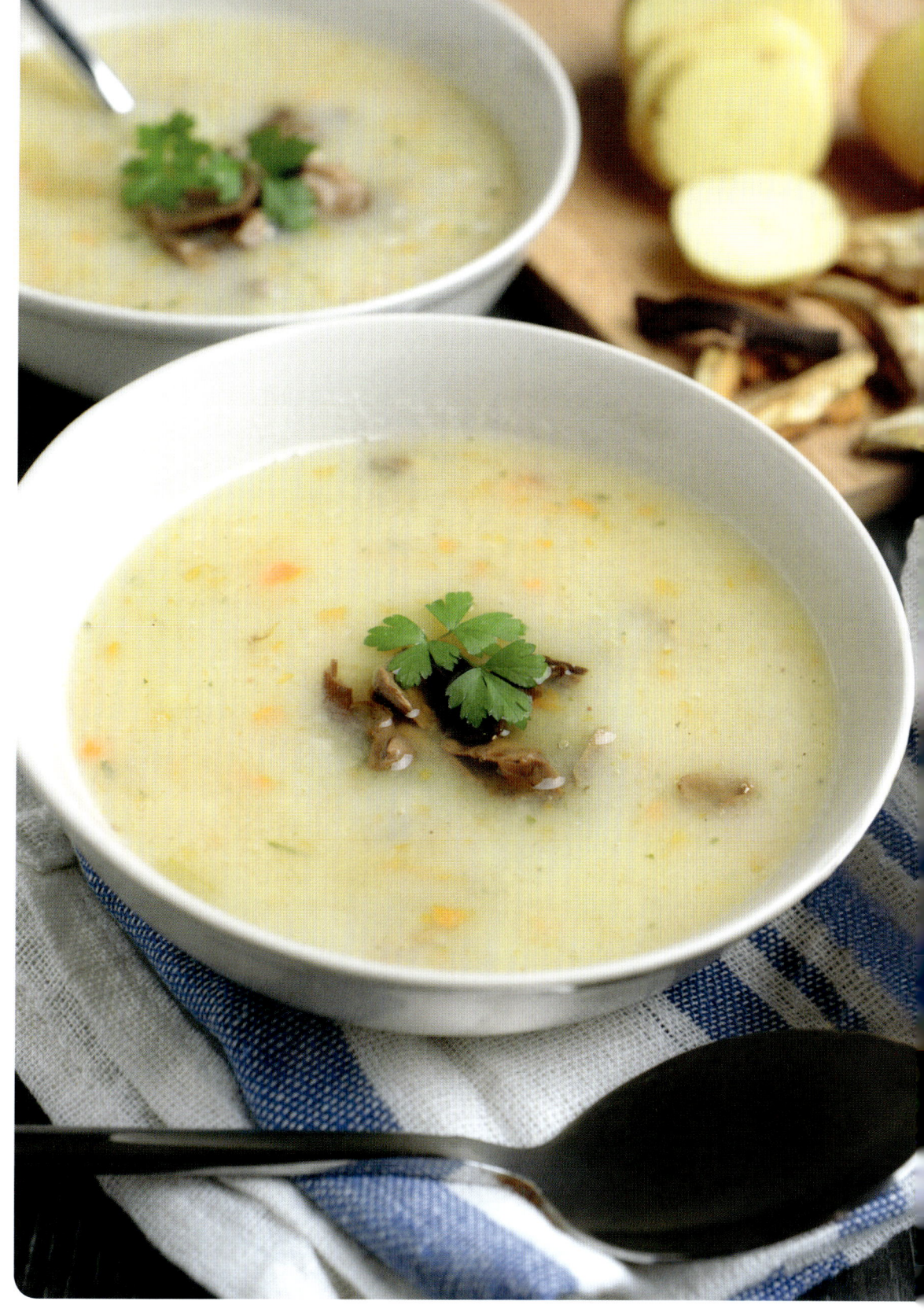

# PAPRIKA-KAROTTEN-
## SUPPE MIT NÜSSEN

**Für 1 Personen**

1 rote Paprika

1 Karotte

1 rote Zwiebel

5 Walnusshälften

1 EL Olivenöl

50 ml Rotwein

250 ml Gemüsebrühe (s. Grundrezept S. 100 oder Fertigbrühe)

2 Thymianzweige

Salz, Pfeffer, Paprikapulver

1 EL Balsamico-Essig

2 EL Sahne

*ZUBEREITUNGSZEIT  ca. 35 Min.*

**1**  Paprika waschen, halbieren, Kerne und Trennwände entfernen und die Schote in grobe Würfel schneiden. Karotte waschen, putzen und in feine Scheiben schneiden. Zwiebel abziehen, halbieren und in feine Würfel schneiden.

**2**  Walnusshälften grob hacken. Diese in einer heißen Pfanne ohne Fett ca. 4 – 5 Minuten rösten und beiseitestellen.

**3**  Olivenöl in einem Topf erhitzen. Zwiebel und Karotte darin 5 Minuten dünsten. Mit dem Rotwein ablöschen und unter ständigem Rühren weitere 5 Minuten dünsten.

**4**  Paprikawürfel zugeben und mit der Brühe aufgießen. 15 Minuten bei mittlerer Hitze köcheln lassen. Thymianzweige waschen, trocken schütteln, die Blättchen abstreifen und fein hacken.

**5**  Die Suppe mit dem Pürierstab mixen. Mit Salz, Pfeffer, Paprikapulver und Balsamico-Essig abschmecken. Zum Schluss die Sahne einrühren. Die Suppe in einem Suppenteller anrichten. Mit gehacktem Thymian und Walnüssen bestreuen.

# ROTE ZWIEBELSUPPE

**1** Zwiebeln abziehen, halbieren und in feine Scheiben schneiden. Knoblauch abziehen und durch eine Presse drücken. Öl in einem Topf erhitzen und Zwiebeln und Knoblauch darin ca. 5 Minuten dünsten. Mit Zucker bestreuen und leicht karamellisieren lassen.

**2** Mit Rotwein und Brühe aufgießen und 20 Minuten leicht köcheln lassen. Thymian waschen, Blättchen von den Zweigen abstreifen und grob hacken. In die Suppe geben und das Ganze mit Salz und Pfeffer abschmecken.

**TIPP** Dazu passt sehr gut Buchweizenbrot (siehe Rezept Seite 124). Brot toasten und mit Olivenöl beträufeln oder mit Ziegenfrischkäse bestreichen.

**Für 1 Personen**

250 g rote Zwiebeln

1 Knoblauchzehe

2 EL Olivenöl

1 TL Zucker

100 ml Rotwein

250 ml Gemüsebrühe (s. Grundrezept S. 100 oder Fertigbrühe)

4 Thymianzweige

Salz, Pfeffer

*ZUBEREITUNGSZEIT ca. 40 Min.*

# BUCHWEIZENSUPPE

**1** Buchweizen unter heißem Wasser abspülen und abtropfen lassen. Paprika waschen, halbieren, Kerne und Trennwände entfernen. Schote würfeln. Zwiebel abziehen und fein würfeln. Sellerie waschen, putzen und in feine Ringe schneiden.

**2** Tomaten am Stielansatz etwas einschneiden und mit heißem Wasser überbrühen. Haut abziehen. Gehäutete Tomaten würfeln. Öl erhitzen, Buchweizen 5 Minuten darin rösten. Zwiebel, Paprika, Sellerie und Tomaten zugeben und unter ständigem Rühren weitere 3 Minuten dünsten. Mit Brühe aufgießen, bei mittlerer Hitze 15 Minuten köcheln lassen. Mit Gewürzen abschmecken.

**Für 1 Personen**

40 g Buchweizen

1 gelbe Paprika

1 kleine rote Zwiebel

1 Stangensellerie

2 Tomaten

1 EL Olivenöl

300 ml Gemüsebrühe (s. Grundrezept S. 100 oder Fertigbrühe)

Salz, Pfeffer, Paprikapulver

*ZUBEREITUNGSZEIT ca. 40 Min.*

# SELLERIE-APFEL-SUPPE

**Für 1 Personen**

1 Apfel

½ Sellerieknolle mit Blattgrün

1. Stangensellerie

1 kleine rote Zwiebel

1 Stk. Ingwer (ca. 2 cm)

2 EL Olivenöl

300 ml Gemüsebrühe (s. Grundrezept S. 100 oder Fertigbrühe)

Salz, Pfeffer, Chilipulver

2 Stängel Petersilie

*ZUBEREITUNGSZEIT ca. 35 Min.*

**1**   Apfel waschen, vierteln und das Kernhaus entfernen. 2 Apfelviertel würfeln, die anderen beiden in dünnere Spalten schneiden. Sellerieknolle waschen, putzen und in Würfel schneiden. Das Sellerieblattgrün fein hacken.

**2**   Selleriestange waschen, putzen und in feine Ringe schneiden. Zwiebel abziehen und fein würfeln. Ingwer sehr fein schneiden oder reiben.

**3**   1 EL Olivenöl in einem Topf erhitzen. Zwiebel und Ingwer darin 2 Minuten dünsten. 1 EL der Selleriewürfel beiseitenehmen. Die restlichen Selleriewürfel und Sellerieringe zu Zwiebel und Ingwer geben und alles weitere 5 Minuten dünsten.

**4**   Apfelwürfel zugeben und mit der Gemüsebrühe aufgießen. Bei mittlerer Hitze ca. 20 Minuten köcheln lassen.

**5**   Währenddessen restliches Olivenöl in einer Pfanne erhitzen und die beiseitegelegten Selleriewürfel ca. 5 Minuten darin dünsten. Apfelspalten dazugeben und weitere 5 Minuten dünsten. Die Pfanne zur Seite stellen.

**6**   Nach 20 Minuten Garzeit – wenn die Sellerie- und Apfelstücke weich sind – die Suppe mit dem Pürierstab mixen. Mit Salz, Pfeffer und Chilipulver abschmecken und das gehackte Selleriegrün dazugeben.

**7**   Petersilie waschen, trocken schütteln und etwas klein zupfen. Die Suppe in eine Tasse oder einen Teller füllen und mit gedünsteten Selleriewürfeln, Apfelspalten und Petersilie garnieren.

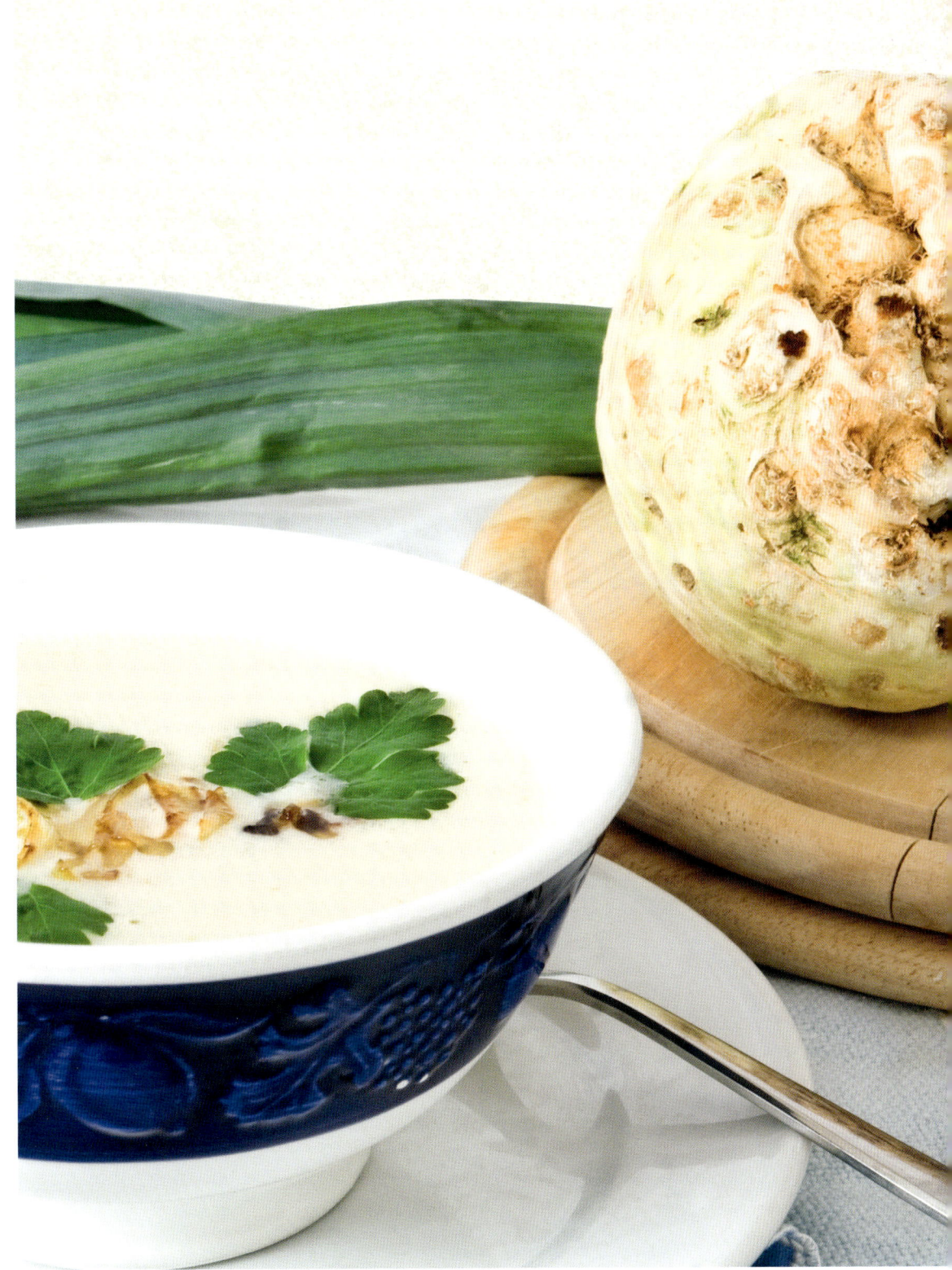

## PHASE 3 – FRÜHSTÜCKE

**AUFBAUPAHSE AB 8. TAG**  In der Aufbauphase wird die Auswahl an Lebensmitteln und Rezepten immer größer – und das ist auch gut so! Schließlich soll ja auch keine Langeweile aufkommen. In der Aufbauphase kann man daher anstelle eines Smoothies zum Frühstück gerne auch mal auf Vorschläge aus diesem Frühstückspool zurückgreifen. Unsere ballaststoffreichen Frühstücksideen halten lange satt und bieten einen guten Start in den Tag.

# BEERENMÜSLI

### Für 1 Personen

2 getrocknete Pflaumen

150 g gemischte Beeren (Him-, Erd-, Heidelbeeren), frisch oder tiefgefroren

100 ml naturtrüber Apfelsaft

2 EL Buchweizenflocken

2 EL Chiasamen

2 EL Hanfsamen

*ZUBEREITUNGSZEIT*
*mit Einweichen: 30 Min.*

**1**    Getrocknete Pflaumen mindestens 20 Minuten einweichen, klein schneiden und mit den Beeren vermischen.

**2**    Anschließend Apfelsaft, Buchweizenflocken, Chia- und Hanfsamen unterrühren und das Müsli genießen.

**TIPP**  Weichen Sie die getrockneten Pflaumen am besten über Nacht ein, dann ist das Müsli morgens rasch zubereitet.

**TIPP**  Das Beerenmüsli kann man noch mit Goji- oder Aroniabeeren ergänzen. Beide Sorten vorab mind. 10 Minuten einweichen.

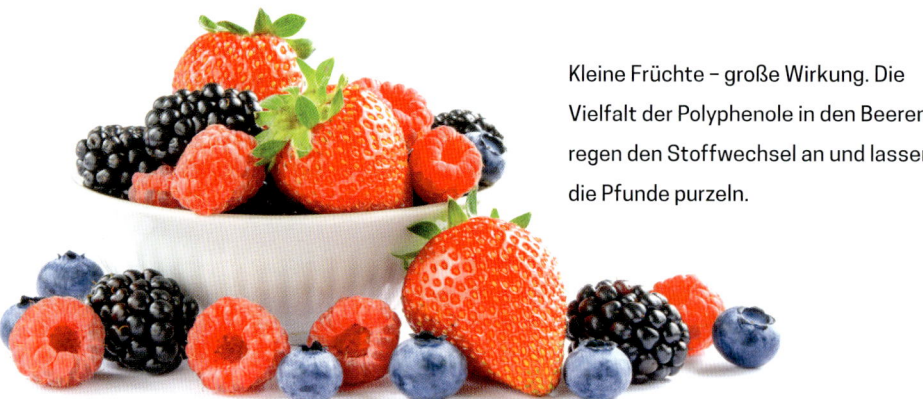

Kleine Früchte – große Wirkung. Die Vielfalt der Polyphenole in den Beeren regen den Stoffwechsel an und lassen die Pfunde purzeln.

# FRUCHTSALAT
# FÜR GENIESSER

**1**   Apfel waschen, vierteln, Kernhaus entfernen und das Fruchtfleisch in Würfel schneiden.

**2**   Erdbeeren waschen, putzen und halbieren. Die Orange schälen und das Fruchtfleisch in Würfel schneiden. Bitterschokolade raspeln.

**3**   Apfel, Erdbeeren, Orange und Erdnüsse mischen und mit den Schokoraspeln bestreuen.

**Für 1 Personen**

1 Apfel

100 g Erdbeeren

1 Orange

25 g Bitterschokolade

1 Handvoll Erdnüsse mit dünner Haut

*ZUBEREITUNGSZEIT   ca. 15 Min.*

# SCHOKOCREME

**1**   Haselnüsse in einer Pfanne ohne Fett ca. 5 Minuten rösten und in einem Mixer zu Mus verarbeiten. Sollte dieser nicht so leistungsstark sein, kann man gemahlene Haselnüsse kurz in einer heißen Pfanne anrösten.

**2**   Kokosöl in einem Topf zum Schmelzen bringen, Kakaopulver und Zucker sowie Meersalz dazugeben. Bei ganz kleiner Hitze und unter ständigem Rühren gut vermischen. Die flüssige Kakaomasse zum Nussmus geben und kräftig mixen.

**TIPP** Die fertige Schokocreme zu Buchweizenpfannkuchen servieren oder in ein Schraubglas füllen und gut verschließen. Im Kühlschrank hält sie sich 3 – 4 Wochen.

**Für ca. 20 Portionen à 10 g**

100 g Haselnüsse, ganz

3 EL Kokosöl

2 EL Kakaopulver

2 EL Kokosblütenzucker

1 Prise Meersalz

*ZUBEREITUNGSZEIT   ca. 40 Min.*

# BUCHWEIZENBROT

**Für 1 Brot oder 6–8 Brötchen**

500 g Buchweizenvollkornmehl
40 g Kartoffelstärke
etwas Meersalz
1 Packung Weinstein-Backpulver
60 ml Olivenöl

*ZUBEREITUNGSZEIT  ca. 80 Min.*

**1** Ofen auf 200 °C vorheizen. Mehl, Stärke, Salz und Backpulver gut vermischen. Nach und nach Öl und 500 ml Wasser dazugeben und so lange kneten, bis ein zäher Teig entsteht, der sich vom Schüsselrand löst.

**2** Eine Kasten- oder kleine Springform mit Backpapier auslegen und den Teig einfüllen. In den heißen Ofen geben und ca. 1 Stunde backen. Klopftest machen! Das Brot ist fertig, wenn es beim Klopfen auf die Unterseite hohl klingt.

**TIPP** Das Brot mit Kräutern (z. B. Petersilie, Thymian oder Liebstöckel), Gewürzen (z. B. Anis oder Kümmel) oder Leinsamen, Sonnenblumenkernen oder Walnüssen verfeinern.

# KRÄUTERQUARK

**Für 1–2 Scheiben Brot**

2 – 3 Zweige Dill
6 – 8 Liebstöckelblätter
2 – 3 Stängel Blattpetersilie
etwas Schnittlauch
2 Cocktailtomaten
2 EL Quark
etwas Mineralwasser
Pfeffer, Chilipulver
Meersalz
1 TL Kapern (aus dem Glas)

*ZUBEREITUNGSZEIT  ca. 15 Min.*

**1** Kräuter waschen und trocken schleudern. Dill und Liebstöckel klein hacken. Petersilienblätter abzupfen und klein schneiden. Schnittlauch in Röllchen schneiden. Tomaten waschen und halbieren.

**2** Quark mit Mineralwasser, Pfeffer, Chilipulver und Salz gut mischen. Kräuter daruntermischen. Kräuterquark auf Brot mit Tomaten und Kapern anrichten.

**TIPP** Bei Kräutern kann gerne variiert und deutlich mehr verwendet werden. Jahreszeitlich bedingt sind nicht immer frische Kräuter erhältlich – dann tiefgefrorene oder getrocknete verwenden. Getrocknete Kräuter mindestens 10 Minuten im Quark ziehen lassen, damit sie ihr Aroma entfalten können.

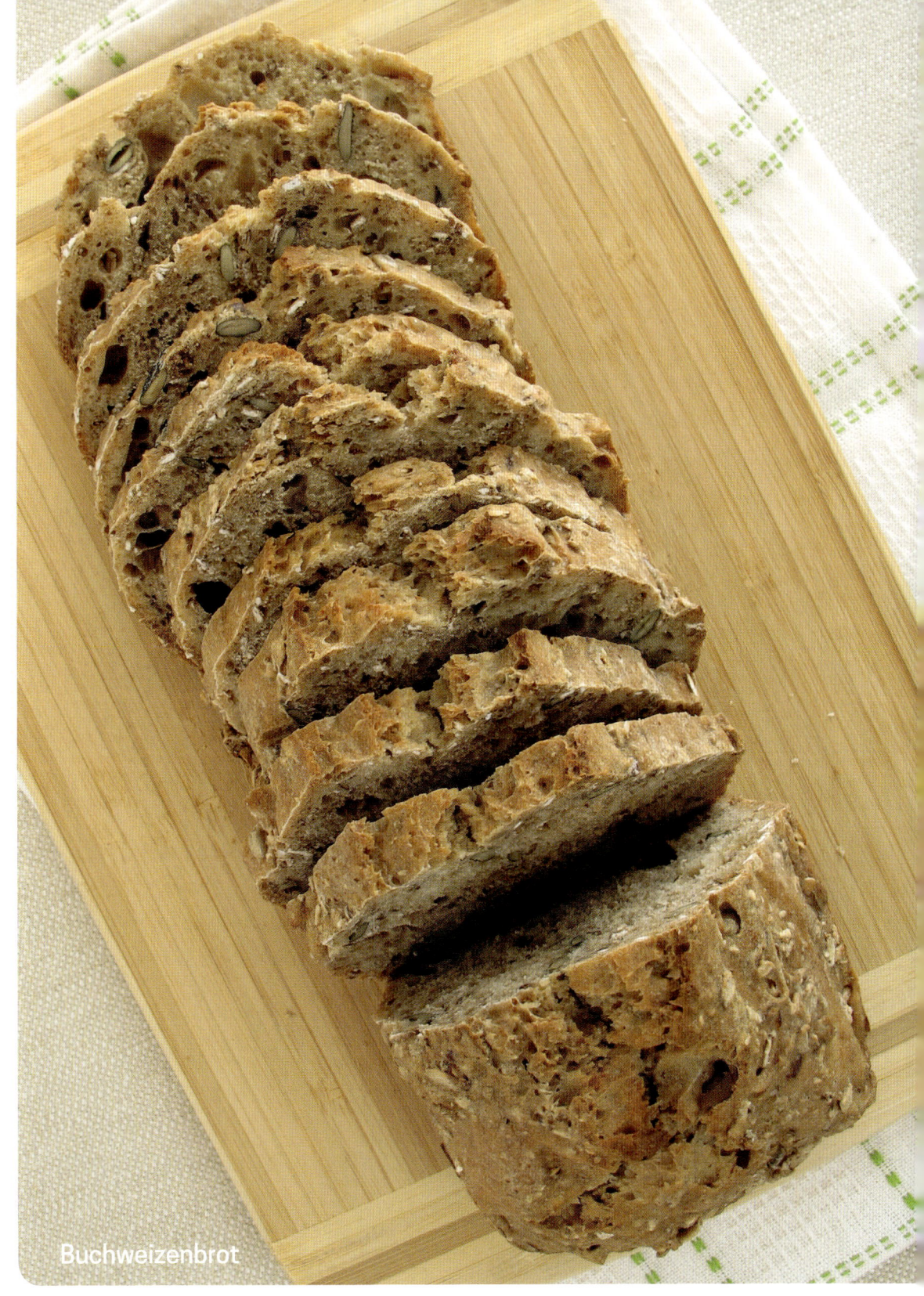

Buchweizenbrot

# GRÜNKOHL-OMELETT

**Für 1 Personen**

je 2 – 3 Blätter Grünkohl und
junger Spinat
½ rote Zwiebel
2 Stängel Petersilie
2 Eier
Salz, Pfeffer, Muskatnuss
1 EL Olivenöl

*ZUBEREITUNGSZEIT  ca. 10 Min.*

**1**   Grünkohl- und Spinatblätter waschen, trocken schütteln und in ganz feine Streifen schneiden. Zwiebel abziehen und in feine Würfel schneiden.

**2**   Petersilie waschen, trocken schütteln und fein hacken. Eier aufschlagen, mit einer Gabel gut verquirlen und kräftig mit Salz, Pfeffer und Muskat würzen.

**3**   Olivenöl in einer Pfanne erhitzen und Zwiebel und Grünkohl gut 5 Minuten darin dünsten. Die verquirlten Eier zugeben und die Eimasse ca. 2 – 3 Minuten stocken lassen.

**4**   Das Omelett vorsichtig wenden und von der anderen Seite 1 – 2 Minuten braten. Auf einem Teller anrichten und mit der Petersilie bestreuen.

**TIPP**  Grünkohl ist ein klassisches Wintergemüse. Im Kühlschrank kann er 3 – 4 Tage ohne nennswerte Nährstoffverluste aufbewahrt werden. Für längeres Aufbewahren empfiehlt es sich, den Grünkohl zu blanchieren und anschließend einzufrieren. Tiefgekühlt hält er sich bis zu einem Jahr.

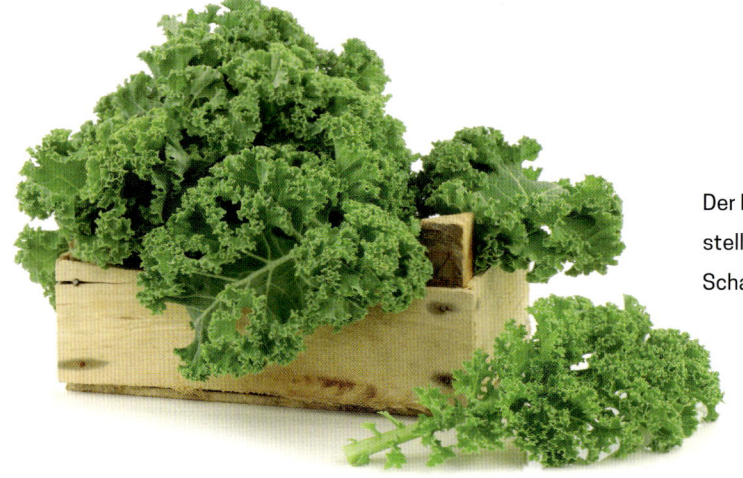

Der Nährstoffreichtum des Grünkohls stellt beinahe jedes »Superfood« in den Schatten.

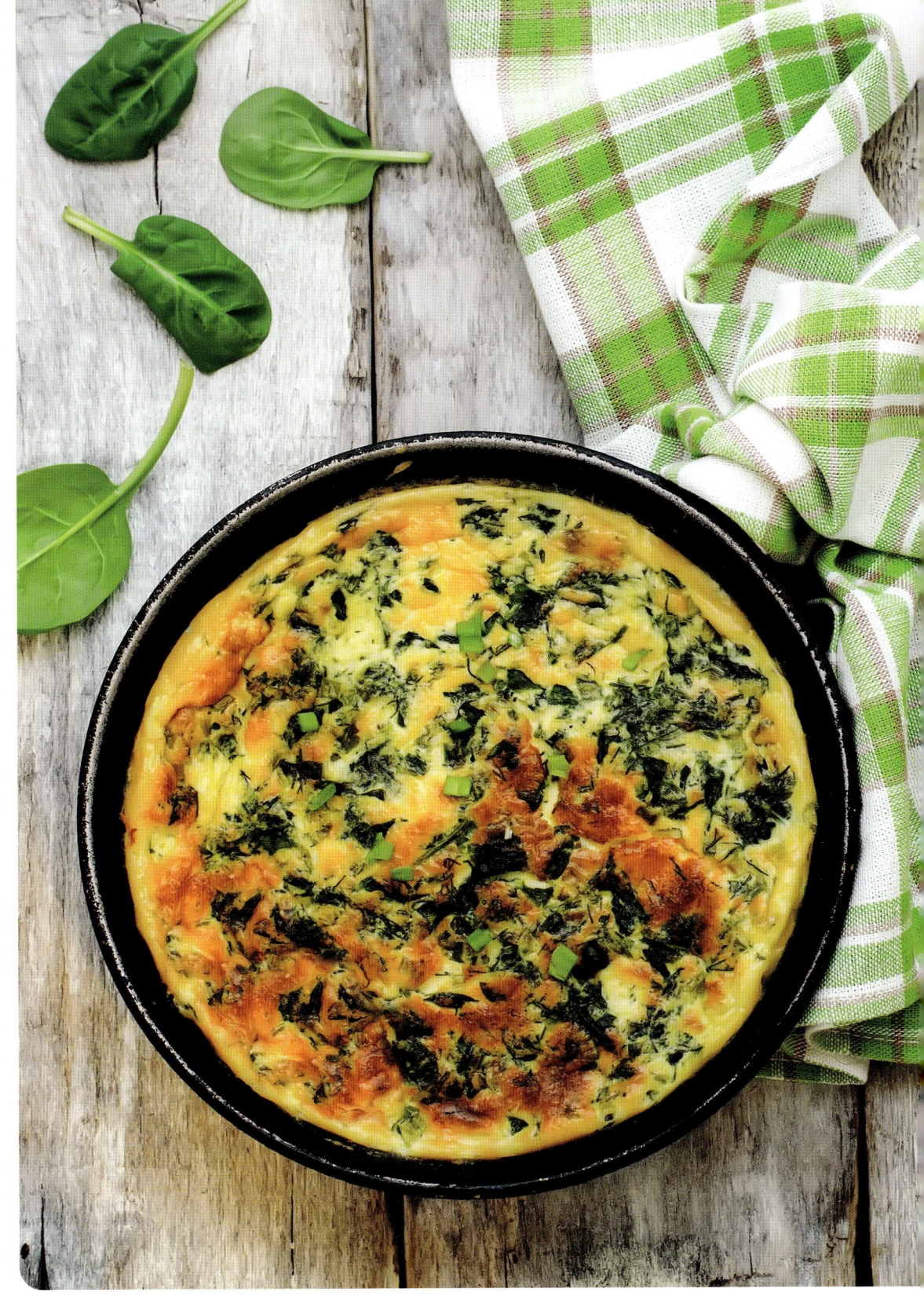

# KERNIGES
# AVOCADOMUS

**Für 1 Personen**

½ Avocado

1 Handvoll Walnusshäften

1 TL Ahornsirup

1 Apfel

2 – 3 Korianderblätter

*ZUBEREITUNGSZEIT  ca. 15 Min.*

Die Avocado ist ideal für eine gute Figur, trotz des relativ hohen Fettgehalts. Denn die ungesättigten Fettsäuren unterstützen die Fettverbrennung.

**1**    Das Fruchtfleisch aus der Avocado lösen und grob zerkleinern. Walnusskerne grob hacken und in einer heißen Pfanne ohne Fett leicht anrösten. Die Walnusskerne mit dem Ahornsirup beträufeln und von der heißen Kochstelle nehmen.

**2**    Apfel waschen, vierteln und Kernhaus entfernen. Die eine Hälfte des Apfels fein raspeln, den Rest in feine Würfel schneiden. Avocadofruchtfleisch mit dem fein geraspelten Apfel mischen und mit einem Pürierstab pürieren.

**3**    Walnussmischung und Apfelwürfel untermischen. Koriander waschen, trocken schütteln und grob hacken. Das fertige Avocadomus mit dem gehackten Koriander bestreuen.

**TIPP** Bereiten Sie am besten die doppelte Menge zu. So wird gleich die ganze Avocadofrucht verarbeitet. Im Kühlschrank ist das Avocadomus in einer gut verschlossen Dose ca. 1 – 2 Tage haltbar. Zum Aufbewahren einer übrigen Avocadohälfte geben Sie den Kern mit in die Frischhaltedose, dann verfärbt sie sich nicht so sehr.

# KAROTTEN-SELLERIE-
## ROHKOST MIT NÜSSEN

**1**   Karotten waschen, schaben und fein raspeln. Sellerie waschen, putzen und in feine Stifte schneiden.

**2**   Apfel waschen, vierteln, Kernhaus entfernen und das Fruchtfleisch fein raspeln. Walnüsse grob hacken. Alle Zutaten miteinander mischen und auf einem Teller anrichten.

**Für 1 Personen**

150 g Karotten

100 g Sellerie

1 Apfel (ca. 150 g)

1 Handvoll Walnusshälften

*ZUBEREITUNGSZEIT   ca. 15 Min.*

# WILDREIS MÜSLI

**1**   Wildreis in 500 ml Wasser zum Kochen bringen und ca. 20 Minuten kochen lassen. In ein Sieb abgießen.

**2**   Aprikosen klein schneiden. Orange halbieren, die eine Hälfte auspressen. Das Fruchtfleisch der anderen Hälfte von der Schale lösen und klein schneiden.

**3**   Gegarten Wildreis, Aprikosen-, Orangenstückchen, Cranberrys und Buchweizenflocken mit dem Orangensaft mischen.

**TIPP**  Am besten kocht man gleich größere Mengen Wildreis. Er kann gut 3 – 4 Tage in einer Frischhaltebox im Kühlschrank aufbewahrt werden.

**Für 1 Personen**

25 g Wildreis

2 getrocknete Aprikosen

1 Orange

1 EL getrocknete Cranberrys

2 EL Buchweizenflocken

*ZUBEREITUNGSZEIT   ca. 30 Min.*

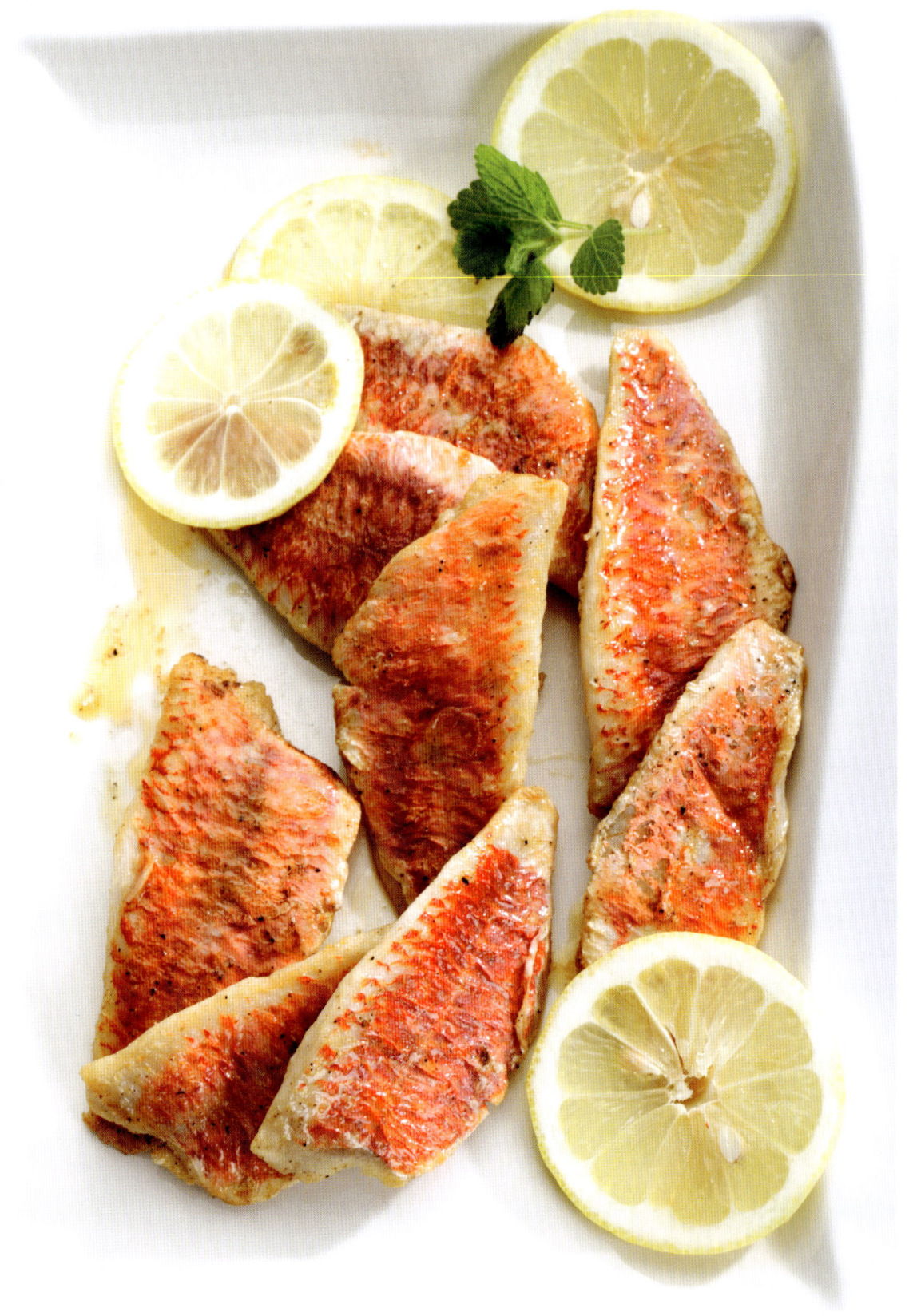

## PHASE 2+3 – LEICHTE MAHLZEITEN

**UMBAU- UND AUFBAUPHASE 8. – 14. TAG** Leichte Mahlzeiten, die viel hochwertiges Eiweiß in Form von Fisch, Fleisch, Käse, Tofu und Hülsenfrüchten liefern, bereichern jetzt in der zweiten Hälfte der Umbau- und Aufbauphase den Speiseplan. Muskelaufbau und Abnehmen gehen dabei Hand in Hand.

# ROTBARSCHFILET MIT KAPERNSAUCE

**1** Fischfilet säubern, salzen und mit der Hälfte des Zitronensafts beträufeln. Rucola waschen und trocken schütteln. Cocktailtomaten waschen und halbieren.

**2** Für die Sauce Zwiebel abziehen und in feine Würfel schneiden. Kapern abtropfen lassen und grob hacken. Petersilie waschen, trocken schütteln und fein hacken.

**3** 1 EL Öl in einer Pfanne erhitzen und das Fischfilet 3 – 4 Minuten auf jeder Seite anbraten.

**4** Zwiebel, Kapern, Petersilie, das restliche Olivenöl, Senf, restlichen Zitronensaft und Essig verrühren. Mit Salz und Pfeffer abschmecken.

**5** Rucola und Fischfilet auf einem Teller anrichten. Mit den Cocktailtomaten garnieren und die Kapernsauce dazureichen.

**Für 1 Personen**

150 g Rotbarschfilet
Salz
Saft von 1 Zitrone
50 g Rucola
2 Cocktailtomaten
4 EL Olivenöl

**Für die Kapernsauce:**

½ rote Zwiebel
3 EL Kapern aus dem Glas
3 Stängel Petersilie
½ TL Senf
2 EL Rotweinessig
Pfeffer

*ZUBEREITUNGSZEIT ca. 30 Min.*

# KABELJAUFILET
## MIT SELLERIECURRY

**Für 1 Personen**

200 g Knollensellerie

100 g Brokkoli

50 g Champignons

1 rote Zwiebel

1 Knoblauchzehe

3 – 4 Blätter Koriander

2 EL Olivenöl

1 TL Curry

1 TL Kurkuma

150 ml Gemüsebrühe (s. Grundrezept S. 100 oder Fertigbrühe)

Salz, Pfeffer

2 EL Sahne

150 g Kabeljaufilet

Saft einer ½ Zitrone

*ZUBEREITUNGSZEIT   ca. 35 Min.*

**1**   Sellerie waschen, putzen und in feine Streifen schneiden. Brokkoli waschen, die Röschen abschneiden und den Stiel in feine Scheiben schneiden. Champignons putzen. Zwiebel abziehen, halbieren und in feine Scheiben schneiden. Knoblauch abziehen und durch eine Presse drücken. Gewaschene und trocken geschüttelte Korianderblätter fein hacken.

**2**   1 EL Olivenöl in einer etwas höheren Pfanne erhitzen. Zwiebel, Knoblauch und Selleriestreifen darin ca. 5 Minuten dünsten. Danach Brokkoli, Champignons, Curry und Kurkuma dazugeben und mit der Gemüsebrühe aufgießen. Bei mittlerer Hitze ca. 15 Minuten zugedeckt garen. Mit Salz und Pfeffer abschmecken und kurz vor dem Servieren die Sahne dazugeben.

**3**   Das Kabeljaufilet waschen, trocken tupfen, salzen und in Zitronensaft kurz marinieren. Das restliche Olivenöl in einer Pfanne erhitzen und den Fisch darin ca. 3 – 4 Minuten auf jeder Seite braten. Fisch mit Selleriegemüse auf einem Teller anrichten und mit dem gehackten Koriander bestreuen.

# GEMÜSECARPACCIO

**1** Zucchini waschen und in feine Scheiben schneiden, etwas salzen. 1 EL Öl erhitzen und die Zucchini von beiden Seiten jeweils ca. 5 Minuten braten.

**2** Tomaten waschen, Stielansatz entfernen und das Fruchtfleisch in Scheiben schneiden. Zwiebel abziehen und fein würfel. Tomaten- und Zucchinischeiben abwechselnd auf 2 Tellern anrichten. Käse, Kapern und Zwiebelwürfel darüber verteilen.

**3** Aus Essig, Senf, restlichem Öl, Salz und Pfeffer eine Marinade zubereiten und auf dem Carpaccio verteilen. Mindestens 10 Minuten ziehen lassen. Petersilie kurz vor dem Servieren darüberstreuen.

**Für 2 Personen**

1 kleine Zucchini, Salz

3 EL Olivenöl

4 Tomaten

1 kleine rote Zwiebel

50 g Hartkäse, grob gerieben (z. B. Bergkäse, Emmentaler, Edamer)

4 TL Kapern (aus dem Glas)

1 EL Rotweinessig

1 TL scharfer Senf

Pfeffer aus der Mühle

4 Stängel Petersilie, fein gehackt

*ZUBEREITUNGSZEIT ca. 25 Min.*

# TOFU-GEMÜSE-MIX

**1** Grünkohl waschen, dicke Stängel entfernen und die Blätter in mundgerechte Stücke schneiden. Karotte schälen, vierteln und würfeln. Zwiebel abziehen und fein würfeln. Knoblauch abziehen und durch eine Presse drücken. Kartoffeln waschen, schälen und würfeln.

**2** 1 EL Öl erhitzen. Zwiebel, Knoblauch und Karotten 3 – 4 Minuten darin dünsten. Grünkohl zugeben. Mit Brühe aufgießen. Bei kleiner Hitze 20 Minuten köcheln lassen. Kartoffeln zugeben und 20 Minuten mitköcheln.

**3** Tofu würfeln. Restliches Öl erhitzen, Tofu darin kross braten, dann zum Gemüse geben. 10 Minuten mitkochen lassen. Den Mix abschmecken.

**Für 2 Personen**

300 g Grünkohl

1 Karotte

1 rote Zwiebel

1 Knoblauchzehe

2 große Kartoffeln (ca. 300 g)

2 EL Olivenöl

250 ml Gemüsebrühe (s. Grundrezept S. 100 oder Fertigbrühe)

150 g Räuchertofu

Salz, Pfeffer

*ZUBEREITUNGSZEIT ca. 60 Min.*

# BUCHWEIZENPFANN-KUCHEN MIT SPINAT

**Für 1 Personen**

***Für den Teig:***
1 Ei
50 g Buchweizenmehl
1 TL Backpulver
125 ml Milch
Salz
1 – 2 EL Kokosöl zum Ausbacken

***Für die Füllung:***
1 kleine rote Zwiebel
100 g Champignons
150 g Blattspinat
50 g Schafskäse
1 EL Olivenöl
Salz, Pfeffer, Muskatnuss

ZUBEREITUNGSZEIT  ca. 40 Min.

**1**  Das Ei trennen. Eiweiß zu Eischnee schlagen. Eigelb mit Mehl, Backpulver, Milch und etwas Salz in eine Schüssel geben und mit einem Schneebesen oder Quirl vermengen. Mindestens 5 Minuten quellen lassen. Der Teig sollte danach zähflüssig sein.

**2**  Eischnee vorsichtig unter den Teig heben. Kokosöl in einer Pfanne erhitzen und 2 – 3 kleine Pfannkuchen ausbacken. Eventuell warm stellen.

**3**  Zwiebel abziehen, halbieren und fein würfeln. Champignons putzen und in Scheiben schneiden. Blattspinat waschen und gut abtropfen lassen. Schafskäse in Würfel schneiden.

**4**  Olivenöl in einer Pfanne erhitzen. Zwiebel und Champignons darin ca. 5 Minuten unter Rühren dünsten. Spinat zugeben und alles weitere 5 Minuten dünsten. Schafskäse dazugeben. Das Ganze mit Salz, Pfeffer und Muskatnuss würzen und kurz erwärmen.

**5**  Pfannkuchen auf einen Teller geben, Gemüse darauf verteilen und die Pfannkuchen aufrollen.

**TIPP**  Für eine süße Variante 100 g Beeren (Heidel-, Erd- oder Himbeeren), frisch oder tiefgekühlt, mit 1 TL Ahornsirup mischen. 125 ml Sahne steif schlagen. Beeren auf den Pfannkuchen verteilen und mit je 1 Klecks Sahne servieren.

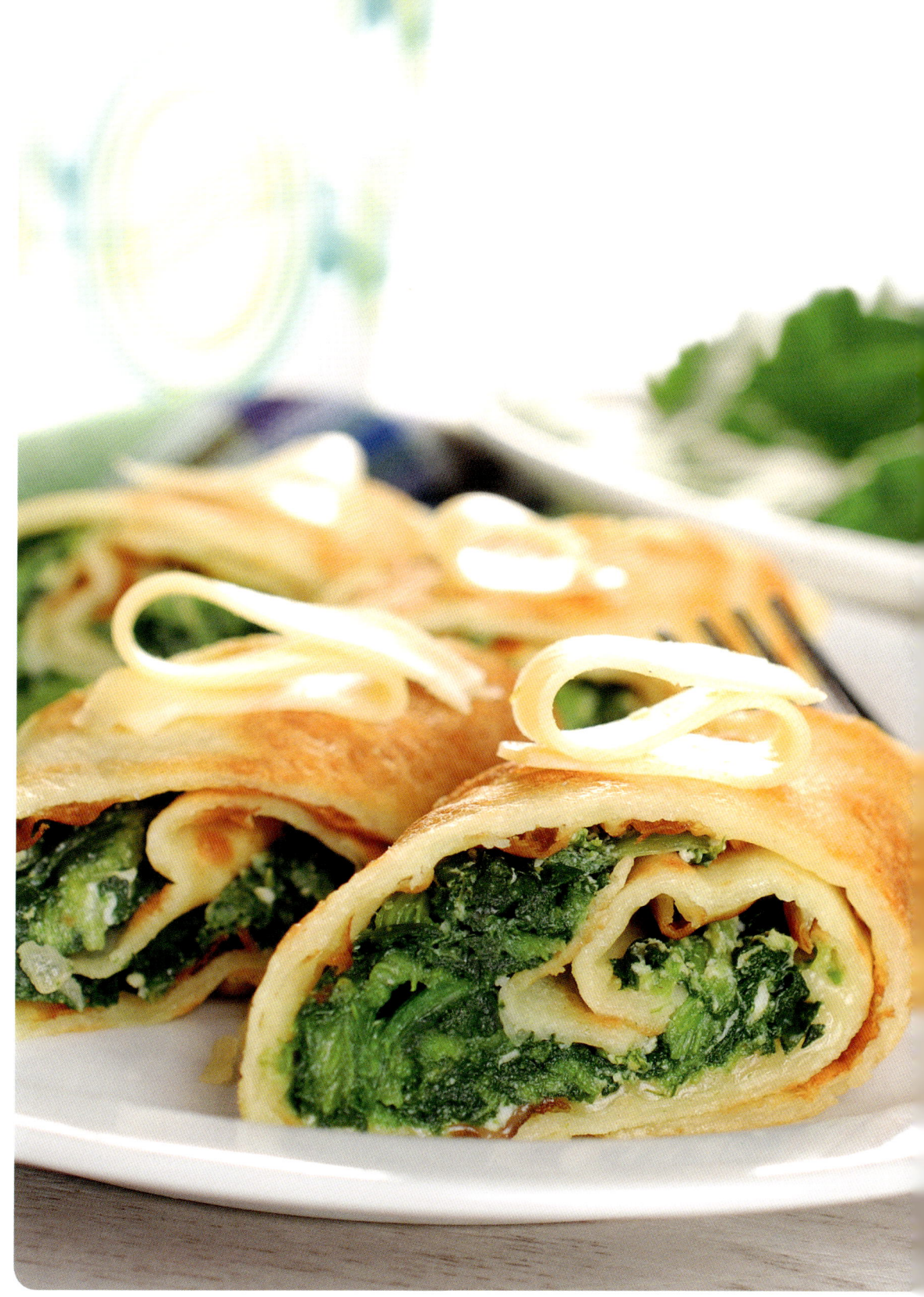

# ROTE-LINSEN-
# BUCHWEIZEN-SALAT

**Für 1 Personen**

25 g Buchweizen

40 g rote Linsen

1 kleine rote Zwiebel

1 Chicorée

1 Tomate

100 ml Gemüsebrühe (s. Grundrezept S. 100 oder Fertigbrühe)

1 EL Rotweinessig

1 EL Olivenöl

Salz, Pfeffer

*ZUBEREITUNGSZEIT
MIT WARTEZEIT ca. 60 Min.*

**1**  Buchweizen mit heißem Wasser abspülen. Rote Linsen und Buchweizen mit 500 ml kaltem Wasser zum Kochen bringen, dann mit geringer Hitze zugedeckt ca. 10 Minuten leicht kochen lassen. Beiseitestellen und zugedeckt 5 Minuten quellen lassen. In eine Schüssel geben und abkühlen lassen.

**2**  Zwiebel abziehen, halbieren und in feine Ringe schneiden. Chicorée waschen und in 2 cm breite Strei-fen schneiden. Entstielte Tomate in kleine Würfel schneiden. Zwiebel, Chicorée und Tomate unter die Linsen-Buchweizen-Mischung mischen.

**3**  Gemüsebrühe, Rotweinessig und Olivenöl mit Salz und Pfeffer verrühren und unter den Salat mischen.

**TIPP** Am besten schmeckt der Linsen-Buchweizen-Salat, nachdem er 20 – 30 Minuten durchgezogen ist.

**TIPP** Buchweizen lässt sich gut einfrieren. Einfach eine etwas größere Menge kochen und portionsweise einfrieren. So hat man schnell eine Suppeneinlage oder die Grundlage für ein Buchweizenrisotto.

# NUSSTOFU AUF SALAT

**1** Feldsalat putzen, waschen und trocken schleudern. Chicorée waschen und in 2 cm breite Streifen schneiden. Apfel waschen, vierteln, Kernhaus entfernen und das Fruchtfleisch in feine Stifte schneiden.

**2** Für das Dressing Brühe, 1 EL Öl, Essig, Salz und Pfeffer gut mischen. Feldsalat, Chicorée und Apfel in eine Schüssel geben und mit dem Dressing mischen.

**3** Nüsse fein hacken. Restliches Öl erhitzen. Tofu von jeder Seite ca. 2 – 3 Minuten kräftig anbraten. Herausnehmen und in der Nussmischung wälzen. Salat mit dem Nusstofu auf einem Teller anrichten.

**Für 1 Personen**

50 g Feldsalat
150 g Chicorée
1 säuerlicher Apfel
100 ml Gemüsebrühe (s. S. 113)
2 EL Olivenöl
1 EL Balsamico-Essig
Salz, Pfeffer
4 Walnusshälften
25 g Erdnüsse, geröstet
125 g Tofu
*ZUBEREITUNGSZEIT ca. 20 Min.*

# GURKEN-KARTOFFEL-SALAT MIT LACHS

**1** Kartoffeln waschen und in ca. 300 ml Wasser gar kochen. Anschließend abgießen und abkühlen lassen.

**2** Gurke waschen und in feine Scheiben hobeln. Joghurt mit Meerrettich, Essig, Salz, Pfeffer, Zucker und etwas Dill verrühren und abschmecken.

**3** Abgekühlte Kartoffeln pellen und würfeln. Vorsichtig mit den Gurkenscheiben und dem Joghurtdressing mischen. 10 – 15 Minuten durchziehen lassen.

**4** Salat mit Lachs auf 2 Tellern anrichten, Kapern darauf verteilen und mit dem restlichen Dill bestreuen.

**Für 2 Personen**

2 Kartoffeln (ca. 300 g)
300 g Salatgurke
200 g Vollmilch-Naturjoghurt
1 TL geriebener Meerrettich
1 EL Rotweinessig
Salz, Pfeffer, 1 Prise Zucker
10 Stiele Dill, fein gehackt
150 g geräucherter Lachs
3 TL Kapern (aus dem Glas)
*ZUBEREITUNGSZEIT ca. 45 Min.*

# SOJABOHNENEINTOPF

**Für 2 Personen**

100 g Sojabohnen, getrocknet

100 g Buchweizen, ganz

Salz

2 Zucchini

1 rote Paprika

1 gelbe Paprika

300 g Grünkohl

1 rote Zwiebel

Kräutermischung aus 4 Stängeln Petersilie, 2 Stängeln Oregano und 2 Stängeln Thymian

2 EL Olivenöl

150 ml Rotwein

500 ml Gemüsebrühe (s. Grundrezept S. 100 oder Fertigbrühe)

Pfeffer aus der Mühle

*ZUBEREITUNGSZEIT  ca. 70 Min. zzgl. Einweichzeit über Nacht*

**1**   Sojabohnen über Nacht einweichen. Vor dem Kochen das Einweichwasser abgießen und die Bohnen in frischem Wasser ca. 60 Minuten kochen.

**2**   Den Buchweizen in ein Haarsieb geben und mit warmem Wasser abspülen. In ca. 500 ml kochendes Salzwasser geben und ca. 20 Minuten bei geringer Hitze köcheln lassen.

**3**   In der Zwischenzeit Zucchini waschen, putzen, halbieren und in 1 cm dicke Stücke schneiden. Beide Paprikaschoten waschen, putzen und in größere Würfel schneiden. Grünkohl waschen, dicke Stiele entfernen und die Blätter in mundgerechte Stücke schneiden.

**4**   Zwiebel abziehen und in feine Würfel schneiden. Kräuter waschen, trocken schütteln und fein hacken.

**5**   Öl in einem großen Topf erhitzen. Zwiebel und Paprika 2 – 3 Minuten dünsten. Rotwein und Gemüsebrühe angießen. Grünkohl und Zucchini dazugeben. Bei kleiner Hitze ca. 10 Minuten köcheln lassen.

**6**   Die gekochten Sojabohnen und den Buchweizen unterrühren. Mit Salz und Pfeffer abschmecken. Kurz vor dem Servieren die gehackten Kräuter untermischen.

**TIPP**  Wenn getrocknete Kräuter verwendet werden, sollten diese 5 – 8 Minuten mitgaren, damit sie ihr volles Aroma entfalten können.

# PUTENCURRY
## MIT **MANGO**

**1**   Putenschnitzel waschen, trocken tupfen und in mundgerechte Stücke schneiden. Zwiebel abziehen, halbieren und in feine Würfel schneiden. Frühlingszwiebel putzen, waschen und in dünne Ringe schneiden.

**2**   Knoblauch abziehen und durch eine Presse drücken. Ingwer fein hacken. Mango schälen und das Fruchtfleisch in Würfel schneiden. Erdnüsse grob hacken. Petersilie waschen, trocken schütteln und grob hacken.

**3**   Kokosöl in einer Pfanne erhitzen und das Fleisch darin ca. 5 Minuten kräftig anbraten. Zwiebel, Knoblauch, Ingwer, Curry und Kurkuma zugeben und kurz mitbraten.

**4**   Mit der Gemüsebrühe aufgießen, alles aufkochen und ca. 5 Minuten bei mittlerer Hitze köcheln lassen. Mangowürfel dazugeben und mit Salz, Pfeffer und Paprikapulver abschmecken.

**5**   Putencurry auf einem Teller anrichten und mit den Erdnüssen, Frühlingszwiebelringen und der gehackten Petersilie bestreuen.

**TIPP**   Dazu passen sehr gut Reis oder Bandnudeln. Die Mango lässt sich auch lecker ersetzen durch einen Apfel. Dafür den Apfel würfeln und zusammen mit der Zwiebel andünsten.

**Für 1 Personen**

150 g Putenschnitzel
1 kleine rote Zwiebel
1 Frühlingszwiebel
1 Knoblauchzehe
1 Stk. Ingwer (ca. 2 cm)
100 g reife Mango
20 g Erdnüsse, geröstet
3 Stängel Petersilie
1 EL Kokosöl
1 TL Curry
1 TL Kurkuma
400 ml Gemüsebrühe (s. Grundrezept S. 100 oder Fertigbrühe)
Salz, Pfeffer, Paprikapulver

*ZUBEREITUNGSZEIT   ca. 30 Min.*

# HÄHNCHENSPIESS MIT BROKKOLI-NUSS-CREME

### Für 1 Personen

100 g Hähnchenbrustfilet
1 Knoblauchzehe
1 EL Balsamico-Essig
2 EL Olivenöl

### Für die Creme:

150 g Brokkoli
½ rote Zwiebel
3 Walnusshälften
20 g Erdnüsse, geröstet
1 EL Kokosöl
150 ml Gemüsebrühe (s. Grundrezept S. 100 oder Fertigbrühe)
Salz, Pfeffer, Muskatnuss
2 EL Sahne

### Außerdem:

Schaschlikspieß

ZUBEREITUNGSZEIT  ca. 35 Min.

**1**  Hähnchenbrustfilet waschen, trocken tupfen und in 2 cm große Würfel schneiden. Knoblauch abziehen und durch eine Presse drücken. Essig, 1 EL Olivenöl und Knoblauch vermischen und das gewürfelte Hähnchenbrustfilet 10 Minuten darin marinieren lassen. Danach das Fleisch auf einen Schaschlikspieß stecken.

**2**  Das restliche Olivenöl in einer Pfanne erhitzen und den Hähnchenspieß von beiden Seiten je 3 – 4 Minuten kräftig anbraten.

**3**  Für die Brokkoli-Nuss-Creme den Brokkoli waschen und in kleine Röschen teilen. Brokkolistiel schälen und in feine Ringe schneiden. Zwiebel abziehen und in feine Würfel schneiden. Walnüsse und Erdnüsse möglichst fein hacken.

**4**  Kokosöl in einer Pfanne erhitzen und die Zwiebelwürfel ca. 3 Minuten dünsten. Brokkoli dazugeben und kurz mitdünsten. Dann mit Gemüsebrühe aufgießen und alles zugedeckt bei mittlerer Hitze ca. 10 Minuten köcheln lassen.

**5**  Brokkolimix mit Salz, Pfeffer und Muskatnuss würzen. Anschließend mit einem Pürierstab pürieren. Die Sahne und die gehackten Nüssen unterrühren.

**6**  Hähnchenspieß auf einem Teller anrichten und die Brokkoli-Nuss-Creme dazureichen.

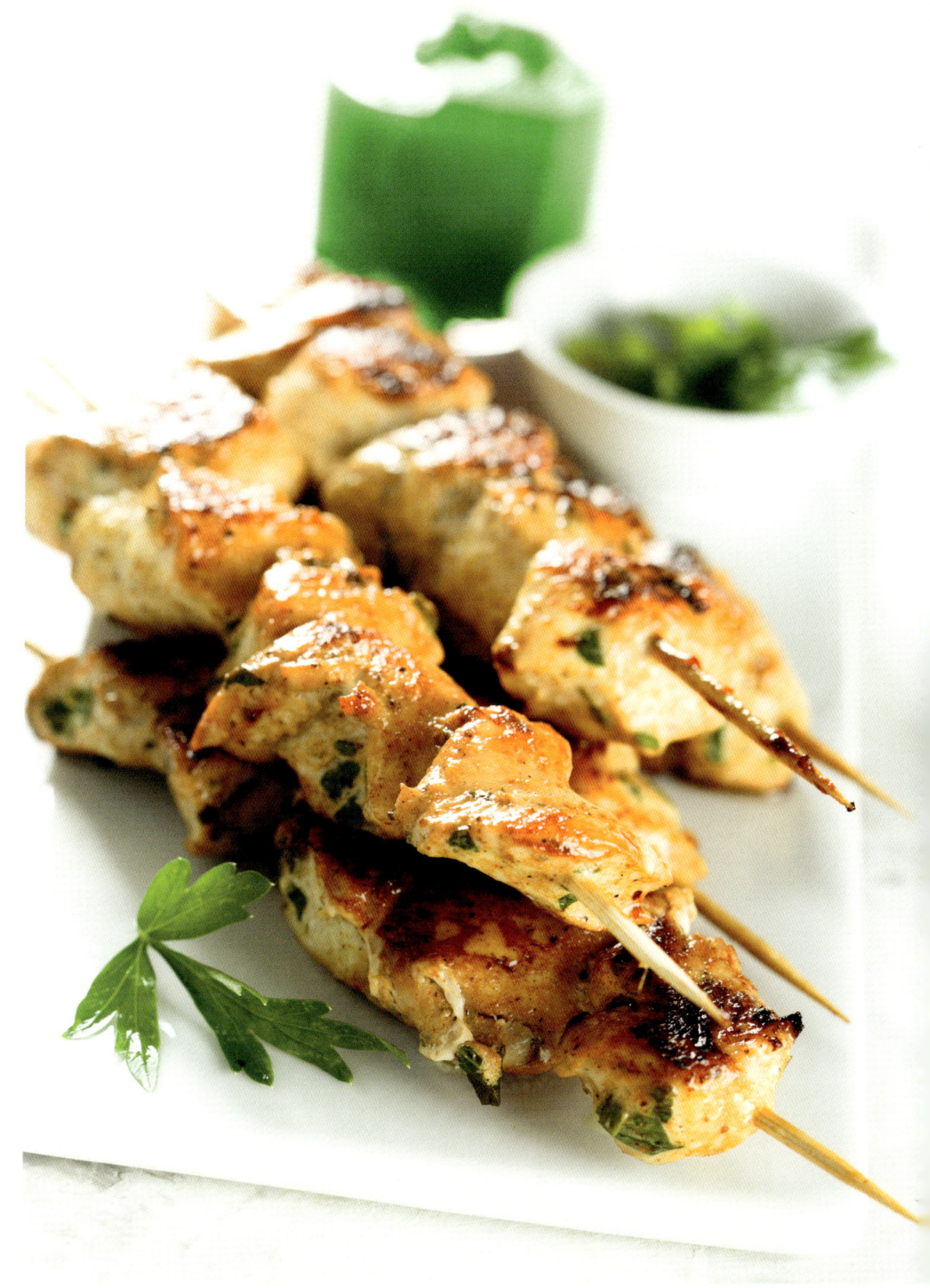

# SACH**REGISTER**

# REZEPTREGISTER

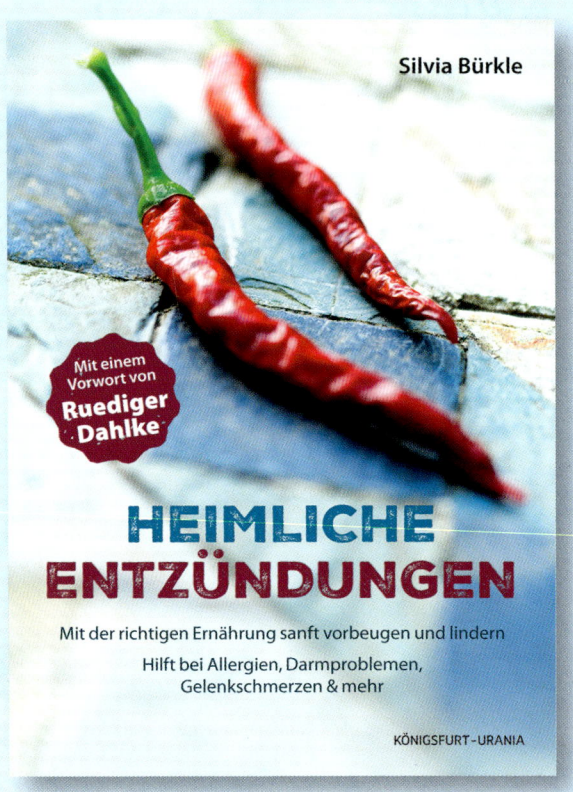